HALLO, STARKES HERZ!

PROF. DR. MED. GERHARD HINDRICKS

Stiftung Warentest

INHALTS-VERZEICHNIS

6 Herzkrisen überwinden

7 Bleiben Sie dran!

Hilfe

Erklärung der Symbole

Jede farbige Textpassage bietet Ihnen spannende und besonders wissenswerte Zusatzinformationen. Diese Symbole zeigen Ihnen, was Sie hier erwartet.

Gut zu wissen | Achtung! | Verblüffendes | Eine kurze Anleitung | Aus der Forschung

DAS HERZ-GESUND-PROGRAMM

Ohne Ihr Herz funktioniert in Ihrem Körper nichts. Daher sollte Ihnen seine Gesundheit besonders am Herzen liegen.

Ein ganz besonderes Organ

Ihr Herz ist viel mehr als ein einfaches Organ. Erfahren Sie, welche lebenswichtige Bedeutung es im System Ihres Körpers hat.

Schon für unsere Altvorderen war das Herz nicht nur ein Muskel aus Fleisch, Blut und Gewebe, bereits sie ahnten dessen Bedeutung und verbanden eine Menge Mythen und Legenden mit dem Thema Herz. Dass auch unsere Seele darin wohnen soll, hieß es lange nicht nur im christlich geprägten Weltbild. Kein anderes Organ hatte und hat so eine Wirkung auf uns Menschen, auf unsere Sprache und unser Leben. Von den alten Ägyptern ist bekannt, dass sie bei einer Einbalsamierung den Toten alle Organe entnahmen, nur das Herz nicht. Denn dies wurde als Sitz des Fühlens und Denkens verstanden und war unerlässlich für die Prüfung vor Osiris' Totengericht. Die Azteken hingegen schnitten als Opfergabe Herzen bei lebendigem Leib heraus, um den epischen Kampf der Götter nachzustellen. Aristoteles verfocht die These, dass dem Herz als Zentrum alles Leben entspringt und eben auch unsere Seele darin wohnt. So ging es dann durch die nächsten 2000 Jahre. Da Vinci, René Descartes oder Kirchenvater Augustinus: Mal wanderte die Seele zum Herz, dann wieder ins Gehirn und wieder zurück. (Wie viel Wahres sowohl an dem einen als auch an dem anderen ist, werden Sie noch erfahren, siehe S. 99 oder 141). Soweit der Glaube.

In der Medizin dauerte es etwas, bis das Verständnis für die Bedeutung des Herzens umfassender wurde. Im alten Ägypten hatten die Menschen eine rudimentäre Vorstellung vom Herzen als zentralem Organ in unserem Körper. Im Mittelalter wurde dieses Wissen durch die Arbeit prominenter Ärzte und Philosophen stetig erweitert. Sie erkannten damals, dass das Herz eine wichtige Rolle bei der Blutversorgung des Körpers spielt. In der Renaissance erweiterten anatomische Studien das Wissen rund um das Herz stetig.

DIE GRUNDLEGENDE ERKENNTNIS: Im 17. Jahrhundert entdeckte der englische Arzt William Harvey, dass das Herz als Pumpe fungiert. In seinem 1628 veröffentlichten Buch „Über die Bewegung des Herzens und des Blutes" beschrieb er als Erstes den Blutkreislauf und legte das Fundament für mehr Klarheit.

Im 19. und 20. Jahrhundert kamen weitere bedeutende wissenschaftliche und medizinische Fortschritte hinzu. So wurde das Stethoskop entwickelt, mit dem man Herzgeräusche hören und Herzerkrankungen besser diagnostizieren konnte. Mit der Erfindung des Elektrokardiogramms (EKG) konnten die elektrische Aktivität des Herzens aufgezeichnet und Herzrhythmusstörungen erkannt werden. Mit den über die Jahrzehnte entwickelten medizinischen Untersuchungsmöglichkeiten haben wir ein umfassendes und besonders detailliertes Verständnis von der Anatomie und Physiologie des Herzens gewonnen. Moderne Diagnoseverfahren ermöglichen es Ärzten heute, Herzerkrankungen zu erkennen und zu behandeln. Außerdem gibt es enorme Fortschritte in der Herzchirurgie und kardiovaskulären Medizin (kardio=Herz, vaskulär=Blutgefäße), die alle dazu beitragen, eine lebensrettende Behandlung für Herzerkrankungen zu starten. Und auch wenn immer noch niemand mit Bestimmtheit sagen kann, wo denn nun der Sitz der Seele ist, ist inzwischen klar, dass es eine wichtige Verbindung zwischen Herz und Gehirn gibt. Wenn wir uns verlieben, wird unser Herzschlag beschleunigt und wir nehmen unsere Herzfrequenz besser wahr. Ähnliches passiert, wenn wir in Stress oder Angst geraten: Unser Körper wird so in Alarmbereitschaft versetzt, dass das Herz schneller pumpt und wir es intensiv wahrnehmen. So ist die Verbindung von Kopf, Gefühlen und Herz nicht verwunderlich, sondern physisch und absolut notwendig.

Viel mehr als nur eine Pumpe

Das Herz ist ein Wunderwerk der Natur und hat einen entscheidenden Einfluss auf unsere Gesundheit. Dabei ist es so viel mehr als eine Pumpe und in vielerlei Hinsicht einzigartig. Denn das Herz pumpt und pumpt ein Leben lang und jedes Herz schlägt, pocht und arbeitet auf seine eigene Art und Weise (siehe S. 15). Unser leistungsfähiges Herz macht nie Pause. Aber kann das wirklich sein? Keine Pause, keine Phase der Erholung? Der bekannte Neurowissenschaftler und Autor Reinhard Friedl kam zu dem Schluss, dass die Antwort darin liegt, dass sich unser Herz immer wieder auch entspannt, da es einen steten Wechsel zwischen Schlagen und zur Ruhe kommen gibt. Nach jedem Herzschlag macht es eine kleine Pause, die in der Regel doppelt so lang wie die des Herzschlages selbst ist. Wenn es beispielsweise unter Belastung schneller schlägt, werden auch die Pausen der Erholung dazwischen kürzer. Unser Herz entspannt und schlägt und wenn man alle Zeiten zusammenrechnet, sieht man, dass es wesentlich mehr entspannt als es arbeitet. Das Prinzip von Anspannung und Entspannung ist ein ewiger Rhythmus, der unser Herz prägt und auch unser Leben prägen könnte (siehe S. 109).

Leben lieben heißt das Herz lieben

In den letzten Jahren hat das Bewusstsein für einen gesunden Lebensstil deutlich zugenommen. Gut so. Denn diese Tatsache und der Fortschritt in der Medizin führen dazu, dass wir Menschen älter werden als jemals zuvor. Mehr noch: Heute sind 80-jährige so leistungsfähig und vital wie vor 30 Jahren die 70-jährigen und das bringt uns zehn Jahre mehr Lebenserwartung. Aber eine wichtige Rolle dabei kommt vor allem einer positiven Lebenseinstellung zu, denn diese kann die Lebenserwartung tatsächlich verbessern. Es gibt Studien, die darauf hinweisen, dass Stress, der oft auch mit einer negativen Lebenseinstellung einhergehen kann, die Herzinnengefäße verengen kann. Das liegt daran, dass der Körper unter Stress Hormone wie Cortisol und Adrenalin freisetzt, die sowohl den Bluthochdruck als auch die Herzfrequenz erhöhen und zu einer Verengung der Herzinnengefäße führen können (siehe S. 134). Untersuchungen mit mehr als 300 000 älteren Menschen ergaben, dass auch stabile soziale Beziehungen Einfluss auf unsere Lebenserwartung haben.

WER SICH JUNG FÜHLT, LEBT AUCH LÄNGER: Dass das genau so stimmt, dazu gibt es eine sehr interessante Studie mit 6 500 Senioren im Alter von 66 Jahren. Diese konnte eindrucksvoll belegen, dass die Lebenserwartung umso höher ist, je jünger man sich fühlt. Mit der Jugend mithalten zu wollen ist neben dem Gefühl, sein Leben „im Griff zu haben", wohl einer der Gründe dafür.

Soziale Kontakte pflegen, gemeinsam Dinge erleben, in Gesellschaft lachen, tanzen, Sport machen, essen – all das kann einen positiven Einfluss haben, weil wir soziale Wesen sind und soziale Kontakte brauchen, um glücklich zu sein. Und wir sparen beim Lächeln sogar Energie: 18 Muskeln werden bei einem Lächeln rund um die Mundregion benötigt, beim Stirnrunzeln sind es hingegen 43.

Ganz wichtig: Küssen nicht vergessen! Küssen verbessert nicht nur die Laune, sondern auch das Immunsystem. Wer häufiger ein Küsschen bekommt, schont Herz, Blutdruck und die Gefäße. Küssen senkt das Stresslevel immens, genauso wie Kuscheln und Streicheln, weil der Cortisolspiegel (Stresshormon) sinkt. Gefühle und Beziehungen sind also immer auch Herzenssache. Wenn nun aber kein Partner zu Hause wartet? Unglaublich, aber wahr: Haustiere, ganz besonders Hunde und Katzen, haben einen unglaublich positiven Effekt auf ihre Herzgesundheit. (Mehr darüber, wie ein Stressrunter-Programm Ihnen und Ihrem Herz helfen kann, erfahren Sie ab S. 109.) All das zeigt, welchen Einfluss Sie selbst auf Ihr Herz und Ihre Herzgesundheit nehmen können. Und wie wichtig diese positiven Seiten des Lebens sind und warum sie deshalb in diesem Ratgeber auch immer wieder Thema sein werden, zeigt der Blick auf die Schattenseiten.

Was unser Herz krank macht

Emotionale Belastungen, Stress im Beruf oder der Partnerschaft, aber auch Einsamkeit verstärken das Risiko für Herzprobleme bis hin zu einem Infarkt deutlich. Emotionale Belastungen wirken sich fast so stark aus wie die klassischen Hochrisikofaktoren Rauchen, Alkohol oder hoher Blutdruck, die von emotionalem Stress außerdem zusätzlich negativ beeinflusst werden. Eine klare Abwärtsspirale. Herz-Kreislauf-Erkrankungen sind nach wie vor die häufigste Todesursache und trotzdem werden sie unterschätzt. Viele Menschen haben große Angst vor einer Krebserkrankung, nicht aber vor Herz-Kreislauf-Erkrankungen. Wenn Sie diesen Blick auf die Risikofaktoren verinnerlichen (siehe auch S. 26), wird schnell klar, dass Sie mit einem gesunden Lebensstil richtig was tun können, um Ihre Herzgesundheit zu erhalten. Es liegt zum großen Teil in Ihrer Hand und genau darum wird es in diesem Buch gehen.

UNSER ERSTAUNLICHES HERZ

Welche grandiose Leistung unser Herz vollbringt, machen wir uns viel zu selten klar.

- Das Herz schlägt 100 000 pro Tag, 36 Millionen Mal pro Lebensjahr. Rechnen Sie das mal auf 80 Jahre (durchschnittliche Lebenserwartung 78,5 Jahre bei Männern und 83,4 Jahre bei Frauen).

- Etwa 70 Milliliter Blut pumpt das Organ pro Schlag in den Körper. Pro Minute macht das fünf bis sechs Liter Blut, in 24 Stunden etwa 7 000 Liter, so viel wie zwei Tankwagen voll, und auf 80 Lebensjahre gerechnet etwa 206 000 Kubikmeter – genug, um 80 olympische Schwimmbecken zu füllen.

- Der Blutfluss im Herzen wird durch die vier Herzklappen, die die Herzkammern und Vorhöfe verschließen und wie Ventile funktionieren, reguliert. Sie lenken das Blut einerseits in die richtige Richtung und verhindern andererseits das Zurückfließen in die Vorhöfe.

- Das Herz schlägt durch einen eigenen elektrischen Impuls. Spezielle Zellen sind dafür zuständig. Deswegen kann ein Herz weiterschlagen, ohne im Körper zu sein. Allerdings muss es dann trotzdem mit Sauerstoff versorgt werden.

- Diese Impulsfunktion übernimmt dann auch ein Herzschrittmacher, wenn das Herz zu langsam schlägt. Der erste Herzschrittmacher wurde übrigens 1958 in Stockholm implantiert. Und schon Alexander von Humboldt wusste, dass man mit Strom eine Wiederbelebung der Herzschlags erreichen kann.

- Unser Herz erzeugt jeden Tag so viel Energie, dass mit dieser ein Lastwagen eine Strecke von 32 Kilometern fahren könnte. Bei einer Lebenserwartung von 71 Jahren ergibt das eine Strecke, die bis zum Mond und wieder zurück führt!

- Fröhliches, herzhaftes Lachen entspannt die Herzwände und verbessert so die Durchblutung. Beim Lachen werden Hunderte Muskeln aktiviert, wodurch tiefer geatmet wird.

- Ein Decrescendo, eine leiser werdende klassische Melodie, beruhigt den Herzschlag bei Jung und Alt.

- Bei frisch verliebten Paaren stellen sich Herzschlag und Atmung aufeinander ein, das heißt, die Herzen schlagen gleich schnell.

In sechs Wochen zum starken Herz

Sie können Ihr Herz schützen. Das geht überraschend leicht, wenn Sie sich einige Dinge zu Herzen nehmen.

Haben Sie Lust, gemeinsam mit mir in die Umsetzung eines Herzgesund-Programms zu kommen? Schritt für Schritt und mit einem guten Plan? Über Ihre Möglichkeiten, Ihr Herz zu stärken und zu schützen, werden Sie in den nächsten Kapiteln sehr viel erfahren. Generell gilt dabei immer: Setzen Sie sich ein konkretes Ziel und nehmen Sie sich nicht zu viel auf einmal vor. Die Erfahrung zeigt, das wird nichts. Wenn Sie ab morgen überhaupt keinen Alkohol mehr trinken wollen, mit dem Rauchen aufhören und ab sofort Sport treiben, können Sie ganz sicher sein, dass sich diese Ziele so nicht umsetzen lassen, ja sogar zum Scheitern verurteilt sind. Es ist eher ratsam, sich erst einmal nur für eine einzige lebensstiländernde Maßnahme zu entscheiden und zwar die, die Sie am leichtesten umsetzen können. Diese Sache durchzuziehen ist dann Motivation pur für weitere Ziele. Denken Sie doch beispielsweise über folgende Minischritte nach:

MINISCHRITTE REICHEN AUS! Probieren Sie es mit einem Schritt nach dem anderen aus: Ab morgen laufen Sie die Treppen, statt den Fahrstuhl zu nehmen. Ab morgen trinken Sie nur noch ein Glas statt zwei Gläser Wein. Wichtig ist aber, dass Sie einen genauen Zeitplan entwerfen und eine genaue Bestandsaufnahme machen. Denn wenn Sie Dinge aufschreiben, werden sie sichtbar und gute Vorsätze lassen sich so schneller umsetzen.

Leider sind wir Menschen aber Gewohnheitstiere und verfallen schnell wieder in alte Routinen. Das geht Ihnen so, das geht mir so. Daher ist es enorm wichtig, alte Routinen und Verhaltensweisen aufzubrechen und in der Folge zu vermeiden. Das gelingt am besten, wenn Sie auch Ihr Umfeld in Ihre Pläne und Vorsätze einweihen. Nur dann wird Ihr Kollege Sie künftig nicht mehr nach einer Raucherpause fragen. Vielleicht können Sie ja auch eine neue gemeinsame Routine einführen und beispielsweise mit dem Kollegen lieber zehn Minuten spazieren gehen. Darüber freut sich auch die Gesundheit des Kollegen. Probieren Sie auch gern mal etwas Neues aus! Es gibt bestimmt etwas, was Sie schon lange mal wieder machen wollten oder noch nie ausprobiert haben. Belohnen Sie sich, wenn Sie Ihr gestecktes Ziel erreicht haben. Das kann ein Sauna- oder Kinobesuch sein, ein Ausflug oder ein Abendessen in einem schönen Restaurant.

Außerdem der Rat: Auch wenn es hier und da anstrengend sein kann, führen Sie ein Tagebuch darüber, wie Sie Ihre Gewohnheiten ändern. Schreiben Sie sich die Ziele und auch Ihre Maßnahmen, diese zu erreichen, auf. Was haben Sie entschieden? Was tun Sie dafür? Wann tun Sie es? Und so weiter. Das hilft Ihnen zum einen zu sehen, welche Fortschritte Sie machen, das wird Sie motivieren. Zum anderen kann Ihnen das Tagebuch auch helfen, Gründen für mögliche Rückfälle auf die Schliche zu kommen oder Auslöser zu erkennen. Merken Sie etwa, dass Sie immer, wenn Sie Stress haben, gern zum Schokoriegel greifen? Dann ändern Sie Ihre Routinen und haben Sie immer etwas Obst oder Gemüse griffbereit, trinken einen Tee oder machen stattdessen eine Atemübung. Ich bin sicher, Ihnen fällt etwas ein. Forscher der Universität Florida fanden übrigens heraus, dass Rituale auch dabei helfen, Unsicherheit und Ängste zu überwinden. Der Grund ist ganz einfach: Es ist beruhigend, wenn wir etwas Verlässliches tun. Das gibt uns ein Gefühl von Sicherheit und Kontrolle. Doch eben nicht immer ist das sinnvoll, denn eigentlich schlechte Routinen werden dadurch nur verdeckt. Also gilt es eben auch, schlechte durch gute Routinen zu ersetzen.

Sollten Sie aber dennoch einmal rückfällig werden und den Versuchungen nachgeben, dann seien Sie bitte nicht allzu streng mit sich. Das führt nur zu unguten Gefühlen und Stress. Es braucht seine Zeit, um sich von Routinen zu befreien. Das ist ganz normal und menschlich, denn Gewohnheiten entwickeln sich meistens über viele Jahre hinweg und sind einem nicht ohne Grund lieb und teuer. Je länger man solche Routinen pflegt, desto schwieriger ist es, sich dem zu entziehen. Wenn also doch mal ein Rückfall kommt, schauen Sie nach vorn, verzeihen Sie sich, aber bleiben Sie dran. Es lohnt sich, denn was kann es Besseres geben, als in seine Gesundheit zu investieren?

ALLER GUTEN DINGE SIND FÜNF: Studien konnten zeigen, dass man oftmals bis zu fünf Versuche braucht, um ein Ziel zu erreichen. Man weiß, dass nur acht Prozent der Neujahrsvorsätze umgesetzt werden, 23 Prozent sind bereits in der ersten Woche wieder hinfällig. Sie sehen: sehr menschlich. Da heißt es also: dranbleiben!

Anzufangen ist immer der schwierigste Schritt und genau deshalb gibt es diesen Ratgeber, der Ihnen Wichtiges und Informatives, aber auch Erstaunliches über Ihr Herz und seine Gesundheit verrät. Sie finden Tipps und Tricks, wie Sie Lebensgewohnheiten ändern und in eine gesunde Zukunft starten können. Ziel ist es, dass Sie die Funktionsweise Ihres Herzens im Gefüge Ihres ganzen Organsystems verstehen, denn dann kann es Ihnen hoffentlich leichter fallen, am Ball zu bleiben. Nehmen Sie die Herausforderung an, Sie werden bereits nach wenigen Wochen erste Erfolge spüren und sehen können und Ihre Gesundheit wird Ihnen die Mühe von Herzen danken.

Wo wollen Sie hin?

Sie wollen etwas verändern. Nicht ohne Grund haben Sie diesen Ratgeber gekauft. Ihre Herzgesundheit ist Ihnen wichtig. Eine Bestandsaufnahme Ihrer Lebenssituation kann jetzt hilfreich sein. Dabei geht es um drei Bausteine, die es für Sie nun zu erfassen gilt:

1 **WIE GEHT ES IHREM HERZEN?** Reflektieren Sie Ihren Status quo und welche Ziele Sie davon ausgehend erreichen wollen. Haben Sie in der Familie Herzerkrankungen und geht es Ihnen vor allem darum, Ihr Herz gesund zu halten? Haben Sie von Ihrem Arzt gehört, dass Ihr Blutdruck erhöht ist? Wollen Sie nun aktiv werden, um diesen dauerhaft zu senken? Oder haben Sie eine aktuelle Herzerkrankung und wollen Ihr Herz wieder fit machen? Notieren Sie Ihre Ziele und auch die Gründe dafür so konkret wir möglich. Das wird Sie im Laufe der nächsten Wochen immer wieder motivieren!

2 **WAS WOLLEN SIE TUN?** Identifizieren Sie als nächsten Schritt Ihre aktuellen Gewohnheiten in Bezug auf Ihre Herzgesundheit: Ernährung, Bewegung, Stressmanagement und Schlaf. Denn das sind Ihre großen Hebel, mit denen Sie Ihrem Herzen etwas Gutes

tun können. Bewerten Sie dann Ihre Gewohnheiten. Welche davon sind gesundheitsfördernd und an welchen Gewohnheiten müssen Sie arbeiten? Sie werden in diesem Ratgeber alles Wichtige darüber erfahren, warum diese Themen so wichtig sind und wie kleine Veränderungen in Ihrem Lebensstil viel für Ihr Herz erreichen können.

3 **WIE WOLLEN SIE VORGEHEN?** Erstellen Sie anschließend einen Aktionsplan und definieren Sie, welche Ziele Sie wann und auf welchen Wege erreichen wollen. Wie bereits erwähnt, bleiben Sie dabei realistisch. Wichtig ist nicht der eine große Wurf. Wichtig ist, dass Sie dauerhaft dabeibleiben. Und da kommen Sie mit kleinen Schritten schneller voran.

Drei Schritte, das hört sich nun erst einmal ganz einfach an: erstens, zweitens, drittens. Aber natürlich ist es das nicht. Das ist Ihnen klar. Doch zeigen etliche Studien, dass es vielleicht nicht einfach ist, aber dass Veränderungen im Lebensstil keine Ewigkeit brauchen.

In kurzer Zeit erste Effekte

Wie lange es dauert, bis man neue Gewohnheiten etabliert hat, darüber diskutiert man in der Forschung noch: Eine Erkenntnis etwa besagt, dass es 21 bis 30 Tage dauern kann, um eine neue Angewohnheit zu etablieren. Eine andere Annahme, basierend auf einer Studie von 2009, geht von 66 Tagen aus. Es gibt auch Studien, die darauf hinweisen, dass die Dauer der Gewohnheitsumbildung stark von der Art der Gewohnheit abhängt. Gewohnheiten, die eine größere Veränderung erfordern, können länger dauern, um sich zu etablieren. Letztendlich ist es wichtig zu verstehen, dass die Dauer der Gewohnheitsumbildung individuell sehr unterschiedlich sein kann und von verschiedenen Faktoren abhängt. Aber nach sechs Wochen sollten Sie bereits eine deutliche Verbesserung Ihres Wohlbefindens wahrnehmen können. Vielleicht werden Sie bemerken, wie viel mehr Energie Sie haben, dass Sie besser schlafen oder Ihre Waage bereits ein paar Kilo weniger anzeigt. Ich versichere Ihnen, auch Ihrem Herzen wird es besser gehen! Sie müssen zu Anfang gar nicht viel ändern. Wählen Sie eine oder zwei Gewohnheiten und setzen diese um. Das kann langfristige Effekte und eine positive Auswirkung auf Ihre Gesundheit haben. Das ist doch ein wunderbarer Ausblick.

DAS STARKE HERZ UND SEINE SORGEN

Das Herz ist der Ursprung unserer Energie. Für die enormen Leistungen, die es vollbringt, braucht es Ihre Unterstützung.

Eine lebenslange Laufzeit

Das Herz ist ein Wunderwerk.
Es ist wichtig, es zu schützen
und zu pflegen.

Rein physiologisch betrachtet ist das Herz zunächst mal ein muskuläres Hohlorgan und das zentrale Element des Kreislaufsystems im menschlichen Körper. Es sorgt dafür, dass Blut durch den Kreislauf gepumpt wird und alle Zellen mit Sauerstoff und Nährstoffen versorgt werden. Sie ahnen sicher, wie wichtig die Aufgabe ist und dass diese Ihr Leben lang erfüllt werden muss. Das Herz passt sich dabei ständig den Anforderungen des Körpers an. Wenn wir körperlich aktiv oder gestresst sind, muss das Herz schneller arbeiten (siehe S. 39 und 100). Wenn wir entspannt sind oder schlafen, arbeitet es langsamer, um den Blutfluss zu reduzieren.

Oft wird das Herz als Pumpe bezeichnet, doch dieser Vergleich wird unserem zentralen Organ im Brustkorb so ganz und gar nicht gerecht – es ist viel mehr als das. Lassen Sie uns zuerst einen kurzen Blick auf die Komplexität seiner Anatomie werfen. Unser Herz besteht aus vier Kammern: dem rechten und dem linken Vorhof sowie dem rechten und dem linken Ventrikel (die eigentlichen Kammern). Die beiden Vorhöfe sind durch eine dünne Membran (Haut) voneinander getrennt. Im rechten Vorhof entnimmt der Körper sauerstoffarmes Blut und pumpt es durch die Trikuspidalklappe in die rechte Herzkammer. Die rechte Hauptkammer pumpt das sauerstoffarme Blut dann durch die Pulmonalklappe in die Lunge, wo es mit Sauerstoff angereichert wird. Das sauerstoffreiche Blut kehrt zum linken Vorhof zurück und zirkuliert weiter durch die Mitralklappe in die linke Herzkammer. Von hier aus wird das nun mit Sauerstoff angereicherte Blut durch die Aortenklappe in die Hauptschlagader (Aorta) weitergeleitet. So der Kreislauf zur Sauerstoffanreicherung. Zentraler Bestandteil des Herzens sind die diversen Klappen. Die Herzklappen fungieren als Ventile, die den Blutfluss regulieren und dafür sorgen, dass das Blut in die richtige Richtung fließt (ähnlich wie bei den Zylindern eines Motors). Die Segelklappen etwa trennen dabei die Vorhöfe von den Kammern. Sie verhindern, dass Blut von den Herzkammern in die Vorhöfe zurückfließt, wenn sich die Herzkammern zusammenziehen. Dann gibt es die Taschenklappen, die sich an der Basis der beiden Hauptarterien befinden, durch die Blut aus dem Herzen gepumpt wird. Die Pulmonalklappe trennt die rechte Herzkammer von der Pulmonalarterie und die Aortenklappe trennt die linke Herzkammer von der Hauptschlagader. Die verschiedenen Kammern und Ventile arbeiten eng zusammen und sind feinstens aufeinander abgestimmt, damit das Blut dahin fließt, wo es hinsoll und der Körper genügend Sauerstoff und Nährstoffe erhält.

Das elektrische Erregungs- und Leitungssystem

Die Schaltzentrale Ihres Herzens ist das Erregungssystem. Es ist ein komplexes Netzwerk von Zellen und Geweben, das die elektrische Aktivität des Herzmuskels steuert und koordiniert. Es besteht aus mehreren Komponenten. Wichtig sind der Sinusknoten, der AV-Knoten sowie die His- und Purkinje-Fasern. Der Taktgeber Ihres Herzens ist der Sinusknoten. Er befindet sich im rechten Vorhof und fungiert als natürlicher Schrittmacher (quasi als Zündkerze des Herzens). Hier entstehen elektrische Impulse, die durch die Vorhöfe wandern und dann den AV-Knoten erreichen. Diesen können Sie sich als eine kleine Gruppe von Zellen vorstellen, die sich zwischen den Vorhöfen und den Herzkammern befindet. Das Ganze ist eine Art Verzögerungsschaltung, die die elektrischen Signale verlangsamt und den Vorhöfen Zeit gibt, Blut vollständig in die Herzkammer zu pumpen, bevor diese sich zusammenzieht. Das His-Bündel wiederum ist eine dünne Kette von Zellen, die in den Ventrikeln des Herzens zu finden sind. Es leitet elektrische Impulse vom AV-Knoten zu den Purkinje-Fasern, dünnen, verzweigten Fasern, die sich im Herzmuskelgewebe befinden und elektrische Signale schnell und effizient durch den Herzmuskel transportieren. All das gehört zum Reizleitungssystem des Herzens und sorgt dafür, dass dieses in einem koordinierten Rhythmus schlägt und Blut effizient durch den Körper pumpt. Wenn dieses System gestört ist, können dann eben Herzrhythmusstörungen (siehe S. 133), eine der häufigsten Störungen oder Erkrankungen des Herzens, auftreten.

DAS SYSTEM HERZ

Ihr Herz ist der Lebensbaum für Ihren ganzen Körper und bringt ihm die nötige Energie.

BLUTGEFÄSSE

Das Herz ist über Blutgefäße eng mit anderen Organen verbunden. Die Arterien transportieren sauerstoffreiches Blut aus dem Herzen zu den Organen.

LEBER

Engste Zusammenarbeit: Das Blut wird durch die Leberarterie in die Leber transportiert, wo es von verschiedenen Enzymen verarbeitet wird, bevor es zurück zum Herzen fließt.

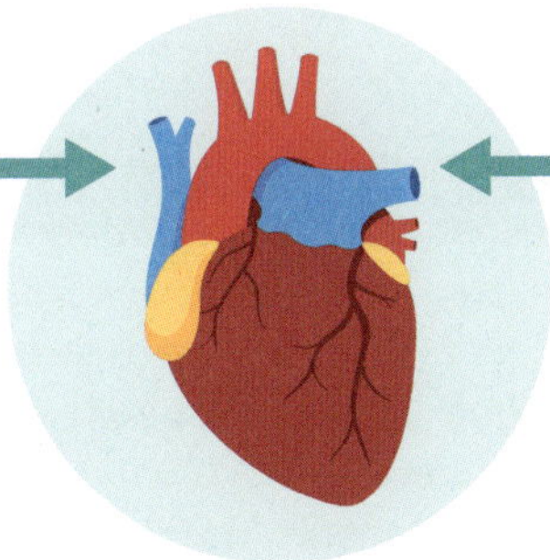

LUNGEN

Das Herz pumpt das sauerstoffarme Blut in die Lunge, wo es mit Sauerstoff angereichert wird. Die Lunge gibt das sauerstoffreiche Blut an das Herz zurück, das es dann in den Rest des Körpers pumpt.

NIEREN

Notwendige Zuarbeit: Das Blut fließt durch die Nierenarterien, wo Abfallprodukte und überschüssiges Wasser ausgeschieden werden, bevor das gereinigte Blut zum Herzen zurückkehrt.

GEHIRN

Das Gehirn ist auf eine konstante Versorgung mit Sauerstoff und Nährstoffen angewiesen, um seine Funktion aufrechtzuerhalten. Ohne das Herz geht also nichts.

MUSKELN

Das sauerstoffreiche Blut aus dem Herzen liefert den Muskeln den benötigten Sauerstoff und Nährstoffe, um Energie zu erzeugen.

Wovon die Herzleistung abhängt

Kaum etwas in Ihrem Körper kommt der Bedeutung Ihres Herzens nah. Seine Funktionsfähigkeit hängt von mehreren Faktoren wie Alter, körperlicher Aktivität und der Gesundheit des Herzens selbst ab. Die komplexe Pumpkraft des Herzens lässt also das Blut im Körper zirkulieren und sichert so die Funktion von Organen und Geweben. Die Arbeit des Herzens wird dabei mitunter von der Herzfrequenz und der Durchblutung beeinflusst. Veränderungen dieser Faktoren können das Herz schädigen und Krankheiten verursachen, die besser behandelt werden können, je früher sie erkannt werden. Ein Beispiel hierfür ist der Blutdruck.

UNTER ERHÖHTEM DRUCK: Bei Bluthochdruck (Hypertonie) ist der Druck des Blutes in den Arterien dauerhaft erhöht. Bluthochdruck steigert die Belastung des Herz-Kreislauf-Systems und hat damit Auswirkungen auf den ganzen Körper. Das Herz muss gegen einen erhöhten Widerstand arbeiten, um das Blut in den Körper zu pumpen. Die entstehende Verdickung der Herzmuskulatur (Hypertrophie) erhöht das Risiko von Herzerkrankungen wie Herzinfarkten, aber auch für Schlaganfälle.

Der erhöhte Druck des Blutes kann eine richtiggehende Kaskade auslösen und zu Herzinsuffizienz, Herzinfarkt und Herzrhythmusstörungen und zudem in den Arterien zu Schädigungen der Blutgefäßwände führen. Es kommt in der Folge zu einer Arteriosklerose. Diese Ablagerung von Fett und anderen Substanzen in den Arterien sorgt wiederum für ein gesteigertes Risiko von Herz-Kreislauf-Erkrankungen, Schlaganfall und peripheren Gefäßerkrankungen. Außerdem können die hohen Blutdruckwerte verschiedene Organe schädigen, insbesondere solche, die stark von einer guten Durchblutung abhängig sind. Dazu gehören die Nieren, das Gehirn, die Augen und das Herz selbst. Langfristig stehen hier Nierenversagen, Schlaganfall, Sehstörungen und anderen Komplikationen auf der Liste der möglichen Folgen. Und das sind nur wenige Folgen eines Bluthochdrucks. Sie können sich vorstellen, wie wichtig es ist, den Blutdruck unbedingt im Blick zu behalten (siehe S. 148). Das hier ist natürlich kein reiner Bluthochdruck-Ratgeber, aber es sei Ihnen hier schon einmal gesagt, dass aller Rat, Hilfe und alle Tipps auch helfen, Ihren Blutdruck schön niedrig zu halten.

Die Superkräfte

Das Herz ist eines der leistungsstärksten Organe des Körpers. Mehrere Faktoren beeinflussen seine Stärke. Große Bedeutung kommt dabei etwa der erwähnten Herzfrequenz zu, die anzeigt, wie oft das Herz in der Minute schlägt. Eine höhere Herzfrequenz bedeutet normalerweise auch eine höhere Herzleistung (siehe S. 40). Zusammen mit dem Pumpen des Blutes beeinflusst sie die Herzstärke und damit auch die Gesundheit und das Wohlbefinden Ihres Körpers.

Dieser Pumpvorgang des Herzens umfasst zwei Phasen. Erstens die Kontraktion (Systole), also das Zusammenziehen, um das Blut von den Hauptkammern (Ventrikel) in den Körper zu pumpen. Die Mitralklappe zwischen dem linken Vorhof und der linken Kammer sowie die Trikuspidalklappe zwischen dem rechten Vorhof und der rechten Kammer schließen sich, um ein Rückfließen des Blutes zu verhindern. Gleichzeitig öffnen sich die Aortenklappe im linken Ventrikel und die Pulmonalklappe im rechten Ventrikel, um den Blutfluss in die Hauptarterien (Aorta und Lungenarterie) zu ermöglichen. In der zweiten Phase entspannt sich das Herz wieder (Diastole), um sich auf den nächsten Pumpzyklus vorzubereiten. Während dieser Phase füllen sich die Vorhöfe mit Blut, das aus den Venen zurückströmt. Die Mitralklappe und die Trikuspidalklappe öffnen sich, um den Blutfluss in die Kammern zu ermöglichen. Gleichzeitig schließen sich die Aortenklappe und die Pulmonalklappe, um ein Rückfließen des Blutes in das Herz zu verhindern. Dieser Prozess wiederholt sich kontinuierlich und ermöglicht den konstanten Blutfluss im Körper.

Diese Herzsuperkraft ist essenziell und wenn das Herz nicht genug Kraft hat, um Blut effektiv durch den Körper zu pumpen, können verschiedene Gesundheitsprobleme auftreten. Auch der Sauerstoffverbrauch im Körper ist betroffen, da das Blut nicht ausreichend mit Sauerstoff angereichert wird. Dies kann zu Müdigkeit, Schwindel, Kurzatmigkeit und anderen Symptomen führen. Menschen mit niedrigem Herzzeitvolumen (siehe S. 42) können zudem anfälliger für Infektionen sein, da das Immunsystem aufgrund von Sauerstoffmangel geschwächt ist.

EINE KRAFT, DIE GEPFLEGT SEIN WILL: Man kann es nicht oft genug betonen, wie wichtig es ist, dass Sie auf Ihre Herzgesundheit achten und sicherstellen, dass das Herz genug Kraft hat, um seine Aufgaben effektiv zu erfüllen. Es muss zu Ihrer Herzensangelegenheit werden!

Dieses Buch wird Ihnen zeigen, wie wichtig ein gesunder Lebensstil ist. Denn es ist der Hebel, den allein Sie in der Hand haben, um Ihr Herz stark zu machen. Auf diesem Weg werde ich Sie mit ganz viel Informationen begleiten. Immer wieder und an verschiedener Stelle werden Sie noch mehr über die Funktionsweisen Ihres Herzens erfahren und wie es auf Bewegung reagiert, auf bestimmte Ernährungsweisen oder auf stressige Situationen. Ich hoffe, Ihnen wird dann auch immer deutlicher, dass unser Herz zwar unfassbar komplex ist, aber auch ganz wunderbar in seinen Wirkweisen und seiner enormen Leistung.

Kleine, aber feine Unterschiede

So verschieden wie Menschen sind, können auch ihre Herzen sein. Tatsächlich gleicht kein Herz dem anderen.

Die Herzen von Menschen unterscheiden sich in vielerlei Hinsicht. Das Herz jedes Einzelnen hat eine einzigartige Anatomie und Funktionsfähigkeit, die von genetischen Faktoren, Lebensstil und individuellen Gesundheitszuständen beeinflusst wird. Je nach Anforderung weist das Herz ganz feine Unterschiede im Sinne der Struktur, der elektrischen Aktivität oder auch der altersentsprechenden Anforderungen auf. Auch Größe, Form und Lage des Herzens können sich von Person zu Person unterscheiden. Die individuelle Anatomie kann dazu führen, dass die Position der Herzkammern, der Gefäße und der Herzklappen leicht variiert. So haben Menschen, die regelmäßig Sport treiben und körperlich aktiv sind, in der Regel ein stärkeres und effizienteres Herz als Menschen mit einer inaktiven Lebensweise (siehe S. 39). Auch im Verlauf des Lebens erworbene Herzkrankheiten, angeborene Herzfehler oder andere Gesundheitszustände können das Herz beeinflussen und zu Abweichungen in seiner Struktur und Funktion führen.

VIELFALT IST NATURGEGEBEN: Nicht nur unter den Menschen gibt es Herzunterschiede. Fische etwa haben ein 2-kammeriges Herz und Vögel einen viel schnelleren Herzschlag als wir Menschen, obwohl ihr Herz unserem insgesamt anatomisch sehr ähnlich ist. Schweineherzklappen sind nach entsprechender Behandlung den unsrigen so ähnlich, dass sie von unserem Körper gut angenommen werden.

Nun sind wir weder Fisch noch Vogel und auch keine Schweine. Aber es zeigt eben, wie unterschiedlich das Herz sein kann und das betrifft bei uns Menschen vor allem auch das Geschlecht und die Lebensphase, in der wir uns befinden.

Männer- und Frauenherzen

Über einen langen Zeitraum wurden Forschungsergebnisse bezüglich männlicher Herzen einfach auf Frauen übertragen – zum Teil mit fatalen Folgen: Was für Männer gut ist, kann für Frauen gut sein, muss es aber nicht. Doch die Zeiten ändern sich gerade und Frauen rücken in den Mittelpunkt der klinischen Medizin und Forschung. Grundsätzlich haben Frauen einen Vorteil: Bis zur Menopause bietet das weibliche Geschlechtshormon Östrogen über viele Jahre einen natürlichen Herz- und Gefäßschutz. Östrogene können nämlich die Blutgefäße erweitern und Entzündungen hemmen. Nach den Wechseljahren steigt jedoch das Risiko für einen Herzinfarkt.

Etwa zwei Drittel der Patienten mit Herzkranzgefäßerkrankungen (und Herzinfarkt) sind Männer. Gleichwohl: Wenn Frauen einen Herzinfarkt erleiden, ist die Prognose schlechter als bei Männern, besonders bei Auftreten im Alter von unter 50 Jahren. Die Ursachen sind vielfältig: Bei jüngeren Frauen werden Herzinfarkte möglicherweise nicht immer sofort erkannt, da die Symptome oftmals nicht typisch sind und man sie nicht mit einem Herzinfarkt in Verbindung bringt (siehe S. 135). Außerdem haben sie oft andere Risikofaktoren als ältere Patienten. Jüngere Frauen, die einen Herzinfarkt erleiden, können mit psychosozialen Belastungen wie beruflichem Stress, familiären Verpflichtungen und möglicherweise der Herausforderung, sich an einen neuen Lebensstil anzupassen, konfrontiert sein. Diese Faktoren wirken sich häufig negativ auf die Genesung nach einem

HERZCHECK
MÄNNER VS. FRAUEN

Die Unterschiede sind zahlreich. Und das beschäftigt nun auch die Forschung intensiv.

- Gewicht: Ein Frauenherz wiegt etwa 250 Gramm, ein Männerherz etwa 300 Gramm. Der Unterschied ist durch die Herzmuskelmasse bestimmt. Die Muskelmasse des Körpers ist durch Testosteron bei Männern größer; das gilt auch am Herzen. Der Unterschied ist in den Herzkammern besonders ausgeprägt; sie bringen bei Mann und Frau ein unterschiedliches Gewicht auf die Waage: etwa 103 Gramm wiegt bei Frauen die linke Herzkammer, die das Blut in den großen Körperkreislauf pumpt; bei Männern sind es 155 Gramm.

- Größe: Das männliche Herz ist etwa 15 Zentimeter lang, das weibliche Herz ist deutlich kleiner, „nur" etwa 12 Zentimeter lang. Auch die Herzkranzgefäße sind bei Frauen kleiner und enger: Am Männerherzen sind die Herzkranzgefäße, die den Herzmuskel versorgen, 1,5 bis 2,5 Millimeter weit, bei Frauen 1 bis 2 Millimeter.

- Leistung: Bis zum 75. Lebensjahr schlägt das Herz bis zu drei Billionen Mal. Trainingseffekte steigern die körperliche Leistungsfähigkeit. Sportler können bei körperlicher Belastung pro Minute etwa 5,2 Liter Sauerstoff aufnehmen, Untrainierte maximal 2,8 Liter. Sportler haben in Ruhe eine niedrigere Herzfrequenz, etwa 40 bis 50 Schläge pro Minute (normal: 60 bis 100 Schläge pro Minute).

- Autonomie: Das Herz besitzt einen autonomen elektrischen Impulsgeber. Die Schläge des Herzens werden durch Aktionspotenziale hervorgerufen, welche im Herzen selbst entstehen. Frauenherzen schlagen pro Minute etwa 10-mal häufiger, da das Herz kleiner ist.

- Schnellerer Takt: Frauen haben normalerweise einen etwas schnelleren Herzschlag. Das kommt daher, dass das Frauenherz kleiner ist und schneller schlagen muss, um den gleichen Blutfluss wie das größere Männerherz zu erreichen.

- Frauen im Vorteil: Frauen im gebärfähigen Alter verfügen über einen Gefäßschutz. Natürliche Östrogene haben einen Einfluss auf den Fettstoffwechsel der Frau und den Cholesterinspiegel. Außerdem wirken weibliche Hormone gefäßerweiternd und beugen so einer KHK vor (koronare Herzerkrankung).

Herzinfarkt und die langfristige Prognose aus. Hinzu kommen Schwangerschaftskomplikationen wie Bluthochdruck oder Zuckerkrankheit bis hin zur Schwangerschaftsvergiftung. Wenn Patientinnen solche Komplikationen durchgemacht haben, verdoppelt sich das Risiko eines Herzinfarktes oder auch eines Schlaganfalls im Laufe des Lebens im Vergleich zur weiblichen Normalbevölkerung.

HERZINFARKT! AUF DIE SYMPTOME ACHTEN: Die bekannten minutenlangen Schmerzen im Brustkorb (Angina Pectoris), die sich bis in die Arme ausbreiten können, sind vor allem bei Männern typisch, ebenso wie Kurzatmigkeit und kalter Schweiß. Frauen mit einem Herzinfarkt beschreiben eher ein Druck- oder Engegefühl in der Brust. Tatsächlich haben Frauen häufig eher unklare Anzeichen wie Übelkeit, Unwohlsein und Erbrechen, Müdigkeit, Schlafstörungen, Sodbrennen und Verdauungsprobleme.

Auch in der Diagnostik gibt es geschlechtsbezogene Unterschiede. Haben Frauen Herzprobleme, zeigen sich zunächst häufig normale Herzkranzgefäße. Das liegt daran, dass bei Frauen oft die kleinen Verästelungen der Gefäße am Herzen (Äste der Herzkranzgefäße) betroffen sind. Daher ist es wichtig, dass für Frauen mit Verdacht auf eine Herzerkrankung die funktionelle Diagnostik genutzt wird. Dabei schaut man sich das Herz unter Belastung an, macht zum Beispiel eine Ultraschalluntersuchung unter Stress. Auch eine Szintigrafie (Herzdurchblutungsmessung mit radioaktiven Stoffen) oder Kernspintomografie (Schnittbildgebung des Herzens in einer großen Magnetröhre) sind hierzu gut geeignet.

Das Wissen um den kleinen Unterschied kann Leben retten. So kam es bei einem Herzmedikament (Digitalis) bereits zu Todesfällen, nicht etwa, weil das Medikament Frauen schädigt, sondern weil die an Männern erforschte Dosierung für Frauen einfach zu hoch war. Männer sind bei Herzerkrankungen durchschnittlich zehn Jahre früher betroffen und das liegt oftmals am ungesünderen Lebensstil. Erleiden Frauen einen Herzinfarkt, sterben sie im Vergleich zu den Männern häufiger daran. Bei der Sterblichkeit an Herz-Kreislauf-Erkrankungen weisen die Daten des Statistischen Bundesamtes bei Frauen höhere Werte auf. Die Ursachen sind vielschichtig, zum Beispiel gehen Frauen wegen unspezifischer Beschwerden oft spät zum Arzt oder rufen erst mit Verzögerung den Notarzt.

Klein und leicht

Zunächst ist das Kinderherz deutlich kleiner und leichter als das Erwachsenenherz. Im Verhältnis zu seiner Gesamtgröße hat es in der Regel größere Herzkammern, was sich mit dem Wachstum ändert, da nun die Herzkammern proportional kleiner werden, um den Bedürfnissen des wachsenden Körpers gerecht zu werden. Der Herzmuskel von Kindern ist weniger entwickelt und dichter mit Bindegewebe durchsetzt. Im Laufe der Zeit wird der Herzmuskel bei Erwachsenen zunehmend stärker und dicker. Die Herzklappen von Kindern sind dünner und flexibler, damit sind sie an das schnelle Wachstum und die Veränderungen im Herzen während der Kindheit gut angepasst. Die Herzfrequenz bei Kindern ist normalerweise höher als bei Erwachsenen. Neugeborene haben eine Ruhe-Herzfrequenz von etwa 120 bis 160 Schlägen pro Minute, bei Erwachsenen sind es nur etwa 60 bis 100 Schläge. Es ist wichtig zu beachten, dass sich das Herz im Laufe der Kindheit und Adoleszenz kontinuierlich verändert, um den Anforderungen des heranwachsenden Organismus gerecht zu werden, bis es schließlich das typische Aussehen und die Funktionsweise eines erwachsenen Herzens annimmt.

Die Förderung der Herzgesundheit bei Kindern ist von großer Bedeutung, da gesunde Gewohnheiten im Kindesalter die Grundlage für ein gesundes Herz im Erwachsenenalter legen. Fördern Sie daher eine ausgewogene Ernährung, die reich an Obst, Gemüse, Vollkornprodukten, magerem Eiweiß und gesunden Fetten ist. Begrenzen Sie den Konsum von zuckerhaltigen Getränken, verarbeiteten Lebensmitteln und gesättigten Fetten. Eine ausgewogene Ernährung hilft, das Risiko für Fettleibigkeit, hohe Cholesterinwerte und Bluthochdruck zu reduzieren. Ermutigen Sie Ihr Kind zu regelmäßiger körperlicher Aktivität, eine Stunde am Tag wäre wunderbar. Spielen im Freien, Sport, Tanzen oder aktive Spiele helfen, das Herz-Kreislauf-System zu stärken, das Gewicht zu kontrollieren und die allgemeine Gesundheit zu verbessern.

Auch Kinder sind gestresst: Schule, zu viele Hobbys, Streit mit Freunden oder in der Familie und vieles mehr. Helfen Sie Ihrem Kind unbedingt, Stress zu bewältigen, indem Sie eine unterstützende Umgebung schaffen, ihm helfen, Zeit für Entspannung zu finden und ihm gesunde Bewältigungsstrategien beibringen. Achten Sie außerdem auf regelmäßige ärztliche Untersuchungen und Gesundheitschecks für Ihr Kind, um mögliche Risikofaktoren oder Anzeichen von Herz-Kreislauf-Erkrankungen frühzeitig zu erkennen.

RAUCHSTOPP JETZT – FÜR DIE GESUNDHEIT IHRES KINDES: Passivrauchen ist schädlich für die Herzgesundheit, das ist weithin bekannt. Umso mehr für das Kinderherz. Vermeiden Sie daher das Rauchen in Gegenwart von Kindern und schaffen Sie eine rauchfreie Umgebung. Erklären Sie Ihrem Kind die schädlichen Auswirkungen des Rauchens auf das Herz und den Körper.

Versuchen Sie, ein Vorbild für Ihr Kind zu sein: Zeigen Sie selbst ein gesundes Verhalten, indem Sie eine gesunde Ernährung praktizieren, aktiv sind und positive Gewohnheiten vorleben. Das wird Ihrem Kind eine herzgesunde Zukunft bringen.

Das betagte Herz

Mit höherem Alter verändert sich das Herz auch strukturell. Es kann schrumpfen und an Gewicht verlieren, was am altersbedingten Abbau von Muskelmasse und anderen strukturellen Veränderungen liegt. Die Herzmuskulatur selbst zeigt sich eher dünner und steifer, manchmal auch mit Ablagerungen von Fett und Bindegewebe (siehe S. 39). Verminderte Kontraktionsfähigkeit und Elastizität sind oft die Folge. Die Herzfrequenz kann im Alter geringer werden. Auch die Herzklappen können sich mit zunehmendem Alter verändern. So sind Verdickungen oder Verkalkungen möglich, die zu einer Verengung oder einer Undichtigkeit der Klappen führen, was die Herzfunktion beeinträchtigen kann. Blutgefäße nehmen im Alter häufig an Elastizität ab, die Durchblutung sinkt und es kommt zu einem erhöhten Risiko für Bluthochdruck und andere Herz-Kreislauf-Erkrankungen wie zum Beispiel Arteriosklerose (siehe S. 18).

Es ist wichtig anzumerken, dass diese Veränderungen nicht zwangsläufig bei jedem älteren Menschen auftreten und dass der Gesundheitszustand, die Lebensweise und viele andere Faktoren eine Rolle spielen können. Eine gesunde Lebensweise, regelmäßige körperliche Aktivität und eine angemessene medizinische Betreuung können dazu beitragen, die Gesundheit des Herzens im Alter zu erhalten. Und eben genau hier setzt dieser Ratgeber an und informiert Sie über all das, was Sie wissen müssen, um ihre Herzgesundheit langfristig zu erhalten und darüber, wie die Umsetzung genau funktioniert.

Was dem Herz Probleme macht

Das Herz sieht man nicht, es ist einfach da und schlägt. Bis es irgendwann nicht mehr so schlägt, wie es soll.

Viele Menschen sind sich nicht bewusst, wie wichtig es ist, auf ihr Herz zu achten und es gesund zu halten. Das kann dazu führen, dass Herzerkrankungen erst im fortgeschrittenen Stadium erkannt werden und dann schwieriger zu behandeln sind. Ihnen ist das bewusst, deshalb haben Sie diesen Ratgeber gekauft. Wie in vielen Dingen gilt für das Herz: Vorsicht ist besser als Nachsicht. Aber vielleicht haben Sie dieses Buch gekauft, weil Sie sich nicht sicher sind, ob Ihr Herz schon etwas schwach ist oder Sie haben mehrere Herzerkrankungen und Vorfälle in der Familie und wollen sichergehen?

Immer erst zu Ihrem Arzt

Wenn Symptome wie Kurzatmigkeit, Schwindel, Herzrasen, Schmerzen in der Brust, Schwächegefühl und Müdigkeit auftreten, ist es wichtig, umgehend einen Arzt aufzusuchen, um das Herz untersuchen zu lassen. Eine Selbstdiagnose gibt es in Sachen Herzgesundheit nicht! Ihre erste Anlaufstelle ist in vielen Fällen Ihr Hausarzt. Er wird Sie bei einem Verdacht an einen Herzspezialisten, den Kardiologen, überweisen. Um eine Herzerkrankung zu diagnostizieren, kann der Arzt verschiedene Tests durchführen. Dazu gehören beispielsweise die elektrokardiografische Untersuchung (EKG), die Echokardiografie (Herzultraschall), das kardiovaskuläre MRT (Herzbildgebung in einer großen Magnetröhre) oder eine invasive Diagnostik, etwa in Form einer Koronarangiografie (Herzkatheteruntersuchung). Diese Tests helfen dabei, den Zustand des Herzens zu beurteilen und eventuelle Schäden oder Erkrankungen zu erkennen. Die Behandlung eines vernachlässigten Herzens und mögliche Schäden hängen dann von der Schwere der Erkrankung ab. In den meisten Fällen ist es notwendig, die zugrunde liegenden Ursachen zu behandeln. Sowohl präventiv – also vorsorglich – als auch im Falle einer Erkrankung spielt es daher eine wichtige Rolle, Risikofaktoren wie ungesunde Ernährung, Bewegungsmangel oder Stress anzugehen. Daher haben wir gerade auch diesen drei Faktoren eigene Kapitel gewidmet. Bei der Ernährung etwa führen gesättigte Fettsäuren, Transfettsäuren und Zucker zu hohem Cholesterinspiegel und Bluthochdruck, was das Risiko für Herzinfarkt und Schlaganfall erhöht. Auch Rauchen erhöht das Risiko für Herzinfarkt, Schlaganfall und zudem die periphere arterielle Verschlusskrankheit (Verstopfung der Gefäße; periphere arterielle Verschlusskrankheit, pAVK). Viele Menschen achten nicht auf ihre Herzgesundheit, solange sie sich gesund fühlen und nehmen Risikofaktoren wie Rauchen, unzureichend eingestellten Blutdruck, ungesunde Ernährung und Bewegungsmangel nicht ernst genug. Der hohe Stresslevel, dem viele Menschen heutzutage ausgesetzt sind, wirkt sich negativ auf die Herzgesundheit aus, indem sich der Blutdruck erhöht und Entzündungen im Körper gefördert werden. Wenn Menschen ständig gestresst sind, neigen sie dazu, ihre eigene Gesundheit und ihr Wohlbefinden zu vernachlässigen, einschließlich der Herzgesundheit. Andere wiederum glauben fälschlicherweise, dass Herzerkrankungen nur ältere Menschen betreffen und vernachlässigen ihre Herzgesundheit in den entscheidenden jüngeren Jahren.

GUT DASS SIE SICH KÜMMERN! Herzerkrankungen sind weltweit die häufigste Todesursache. Ihr Herz ist ein besonders wertvolles Organ, das es zu schützen und zu pflegen gilt.

Wer sich nicht ausreichend um sein Herz kümmert, geht damit auch das Risiko ein, bereits existente gesundheitliche Probleme weiter zu verschlimmern. Menschen mit Diabetes haben beispielsweise ein höheres Risiko für Herzerkrankungen und können ein höheres Risiko für Komplikationen haben, wenn sie keine angemessene Herzpflege betreiben. Auch die psychische Gesundheit ist in Gefahr. Herzerkrankungen führen häufig zu Stress, Angst und Depressionen bis hin zur Angst vor dem Tod (siehe S. 141). Diese psychischen Belastungen wiederum können in der Folge zu einer weiteren Verschlechterung der Herzgesundheit beitragen und den Heilungsprozess erschweren. Sie sehen, es kommt schnell zu einem wahren Teufelskreis, den Sie unbedingt durchbrechen sollten. Aber dabei sind Sie nicht allein. Nicht nur Ihre Ärzte werden Sie unterstützen, es gibt auch zahlreiche Einrichtungen, die Ihnen mit wertvollen Informationen Unterstützung und Hilfe anbieten.

AUFMERKSAMKEIT TUT GUT: Es gibt verschiedene Organisationen wie etwa die Deutsche Herzstiftung und Initiativen wie den Welt-Herztag, der jährlich am 29. September stattfindet, die darauf abzielen, die Aufmerksamkeit auf die Bedeutung der Herzgesundheit zu lenken und das Bewusstsein für die Prävention von Herzerkrankungen zu schärfen.

Was Ihr Herz krank macht

Bluthochdruck ist ein Zustand, bei dem der Blutdruck dauerhaft erhöht ist. Hoher Blutdruck belastet das Herz und erhöht das Risiko für Herzinfarkt, Schlaganfall und andere Herzerkrankungen. Unter einem langfristig zu hohen Blutdruck leidet unser Herz. Es kann zu Herzmuskelverdickungen kommen, da das Herz stärker arbeiten muss, um das Blut gegen den erhöhten Druck in den Arterien zu pumpen. Leider kann ein zu hoher Blutdruck langfristig das Herz schwächen und zu einer Herzinsuffizienz führen. Dabei kann das Herz nicht mehr ausreichend Blut pumpen, um den Bedürfnissen des Körpers gerecht zu werden. Außerdem kann ein hoher Blutdruck das Risiko für Herzrhythmusstörungen und Schlaganfälle erhöhen.

Arteriosklerose ist eine Erkrankung, bei der sich Plaques aus Fett, Cholesterin und anderen Substanzen in den Arterien ablagern und die Blutgefäße verengen. Dadurch wird der Blutfluss eingeschränkt und die betroffenen Organe bekommen weniger Sauerstoff und Nährstoffe. Außerdem muss das Herz härter arbeiten, um das Blut durch den Körper zu pumpen. Arteriosklerose ist eine der Hauptursachen für Herz-Kreislauf-Erkrankungen wie Herzinfarkt und Schlaganfall.

Diabetes ist eine Stoffwechselerkrankung, bei der der Körper nicht genügend Insulin produziert oder das produzierte Insulin nicht effek-

DAS RISIKO SENKEN

Nehmen Sie die Gefahren ernst. Sie können viel Gutes für Ihr Herz und Ihre Gesundheit tun.

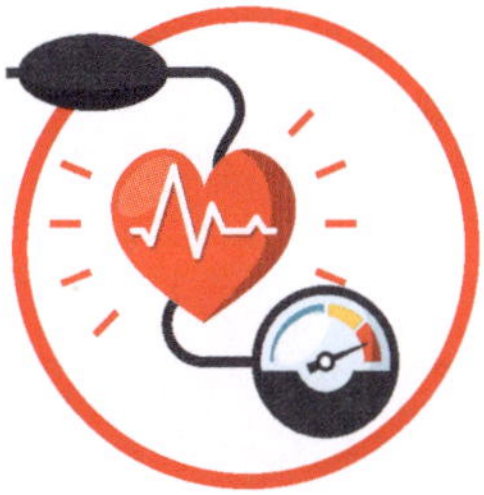

Blutdruck runter: Mehr als 20 Millionen Deutsche haben einen erhöhten Blutdruck. Ideal wäre ein Wert von 120/80 mmHg. Wie Sie Ihre Blutdruckwerte im Blick behalten, zeigt Ihnen die Infoseite auf S. 148/149.

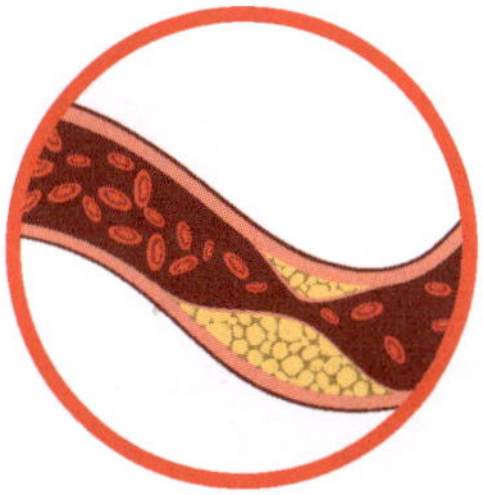

Erhöhte Blutfettwerte senken: Das gut bekannte Cholesterin bzw. die Cholesterinwerte sollten insgesamt unter 200 mg/dl liegen. Was Sie dafür tun können, erfahren Sie auf S. 80.

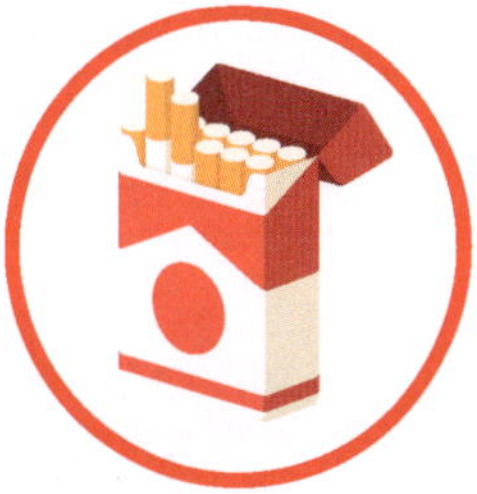

Rauchstopp: Wenn es Ihnen um die Gesundheit Ihres Herzens geht, führt hieran leider kein Weg vorbei. Mit dem Rauchen aufzuhören, ist alles andere als leicht. Aber wie Sie es schaffen können, erfahren Sie auf S. 129.

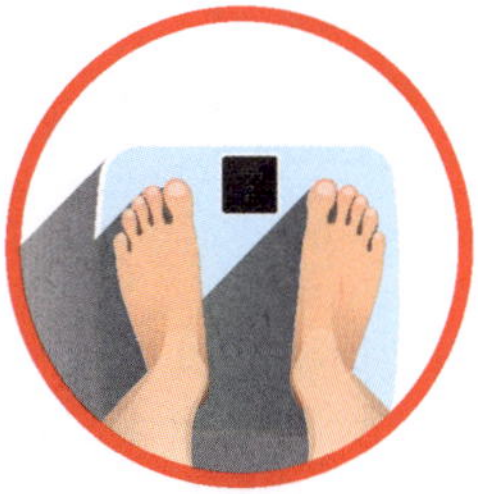

Übergewicht reduzieren: Mit leichtem Übergewicht kann man rundum gesund sein. Doch ab einem BMI von 30 wird es für Ihr Herz gefährlich. Tipps, wie Sie Ihr Gewicht herunterbekommen, finden Sie auf S. 74.

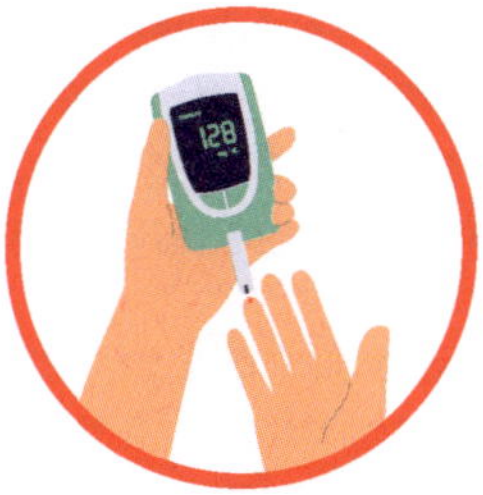

Diabetes im Griff: Fast 5 Millionen Menschen leiden an einem Diabetes Typ 2 und leider hat diese Erkrankung einiges Risiko im Gepäck. Der Ratgeber „Diabetes Typ 2" der Stiftung Warentest zeigt Ihnen, was Sie tun können.

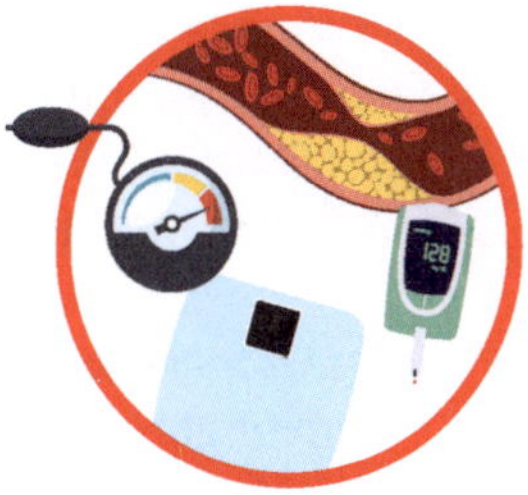

Metabolisches Syndrom: Gleich vier Risikofaktoren vereint: zu viel Bauchfett, hohe Blutzucker- und Blutfettwerte und Bluthochdruck. Hier müssen Sie ran, Ihrem Herzen zuliebe. Nutzen Sie dieses Buch dafür!

tiv nutzen kann. Diabetes kann das Risiko für Herzkrankheiten wie zum Beispiel Herzinsuffizienz, koronare Herzerkrankungen oder Herzrhythmusstörungen erhöhen, da es die Blutzucker- und Cholesterinwerte im Blut erhöht.

Adipositas (Fettleibigkeit) ist ein Zustand, bei dem eine Person einen Body-Mass-Index (BMI) von 30 oder höher hat. Fettleibigkeit erhöht das Risiko für Herzerkrankungen, indem sie den Blutdruck erhöht, die Blutzuckerwerte und den Cholesterinspiegel im Blut negativ beeinflusst und Entzündungen im Körper fördert. Adipositas ist eng mit der Entwicklung von Diabetes Typ 2 und Stoffwechselstörungen verbunden, die das Herz schädigen.

Rauchen ist eine der wichtigsten vermeidbaren Ursachen für Herzerkrankungen. Rauchen erhöht das Risiko für Arteriosklerose, weil es die Blutgefäße verengt und den Bluthochdruck erhöht, bis hin zum Herzinfarkt. Außerdem haben Raucher ein erhöhtes Risiko für Blutgerinnsel. Mit dem Rauchen aufzuhören ist daher eine ganz entscheidende Maßnahme, um das Herz zu schützen und gesund zu halten (siehe S. 129). Raucher haben ein 65 Prozent höheres Risiko als Nichtraucher für einen Herzinfarkt. Selbst bei starken Rauchern lohnt sich das Aufhören. Denn bereits nach wenigen Jahren des Rauchstopps sinkt das Herzinfarktrisiko. Das kann bereits nach zwei Jahren der Fall sein. Auf der anderen Seite erhöht bereits eine Zigarette pro Tag das Risiko von Herz-Kreislauf-Erkrankungen. Bereits eine Woche nach Rauchstopp sinkt der Blutdruck und auch die Sauerstoffversorgung des Herzens verbessert sich. Es sollte vor allem dann zügig mit dem Rauchen aufgehört werden, wenn noch weitere Herzinfarkt-Risikofaktoren wie Übergewicht, Bluthochdruck, ein hoher Cholesterinspiegel und Bewegungsmangel hinzukommen.

Unzureichende körperliche Aktivität kann das Risiko für Herzerkrankungen erhöhen, indem sich der Blutdruck erhöht, der Cholesterinspiegel im Blut beeinflusst und das Risiko für Diabetes und Fettleibigkeit erhöht wird.

Neben den Genen und dem Alter können noch andere Faktoren dem Herzen Probleme machen. Dazu gehören Schlafapnoe, Stress, Depressionen, chronische Nierenerkrankungen, Autoimmunerkrankungen und bestimmte Krebserkrankungen. Auch Medikamente wie Kortikosteroide und Chemotherapeutika sind Risikofaktoren.

Vorsorge – keine Frage des Alters!

Reagieren Sie nicht erst, wenn es zu spät ist! Vorsorge ist entscheidend und auch gar nicht so schwierig.

Die Bedeutung von Vorsorge oder auch Prävention kann gar nicht genug betont werden. Dies gilt für Ihre Gesundheit insgesamt, aber insbesondere auch für Herz- und Kreislauf-Erkrankungen. Eine Vielzahl sowohl der stationären Behandlungen als auch der durch Herz-Kreislauf-Erkrankungen bedingten Todesfälle wäre durch eine ausreichend gute Vorsorge zu verhindern. Gesundheitsförderung (denn auch das fällt unter die Stichworte Vorsorge oder Prävention) ist vor allem in einer alternden Bevölkerung eine wichtige Säule der Gesundheitsversorgung sowohl auf persönlicher als auch auf gesellschaftlicher Ebene.

Was Prävention meint

Man kann verschiedene Arten der Prävention unterscheiden. Das, was sehr häufig als Vorsorge verstanden wird, nämlich die Vorbeugung einer Erkrankung, bevor diese entsteht, bezeichnet man als Primärprävention. Davon zu unterscheiden, aber nicht weniger bedeutsam, sind die Sekundär- und Tertiärprävention. Diese beziehen sich auf Situationen, in denen eine Erkrankung früh erkannt beziehungsweise noch im Frühstadium behandelt werden soll, sowie auf die Wiederherstellung der Gesundheit nach Ausbruch einer Erkrankung. Die Vorsorge hört also im Erkrankungsfall nicht auf, vielmehr ist es hier besonders wichtig, weiter am Ball zu bleiben. Alle genannten Arten der Vorsorge sind bei Herz-Kreislauf-Erkrankungen von großer Wichtigkeit und gehen Hand in Hand.

Durch Primärprävention ist es in vielen Fällen möglich, das Auftreten einer Herz-Kreislauf-Erkrankung zu verhindern oder zumindest deutlich zu verzögern. Deshalb ist es so wichtig, dass Sie früh genug Ihr persönliches Herz-gesund-Programm starten. Durch die Teilnahme an Vorsorgeprogrammen ist eine Früherkennung von Erkrankungen möglich, die eine frühzeitige und dadurch vielfach erfolgreichere sowie risikoärmere Behandlung erlauben, insbesondere wenn vielleicht noch gar keine Symptome bemerkt werden. Im Fall des Auftretens von Herz-Kreislauf-Erkrankungen kann deren Verlauf durch vorher durchgeführte Präventionsmaßnahmen gemildert und das Auftreten von Folgeschäden weniger wahrscheinlich gemacht werden. Darüber hinaus können körperliche und geistige Kraftreserven für den Erkrankungsfall aufgebaut werden, die bei einer zügigen und vollständigen Gesundung helfen. Die Heilungschancen werden im Erkrankungsfall also verbessert.

Starten Sie besser früher als später!

Vorsorge ist keine Frage des Alters! Auch wenn die „ärztliche Vorsorge" von Herz-Kreislauf-Erkrankungen, also die Teilnahme an Vorsorgeprogrammen und -untersuchungen, meistens erst ab einem gewissen Alter einsetzt (dazu später mehr), ist die individuelle Vorsorge wirksamer, je früher damit begonnen wird und darüber hinaus bis ins hohe Alter sinnvoll. Viele wissenschaftliche Arbeiten konnten belegen, dass Personen bis ins hohe Lebensalter noch erheblich von Präventionsmaßnahmen aufgrund der oben genannten Mechanismen profitieren können. Dies gilt ebenso für bereits von mehreren (Herz-Kreislauf-)Erkrankungen Betroffene wie für bereits pflegebedürftige Menschen.

Nehmen Sie Bluthochdruck ernst

Zwei Schwerpunkte der Vorsorge sind vor allem der bereits erwähnte Bluthochdruck und ein zu hoher Blutcholesterinspiegel. Beide Punkte sind auch deshalb so wichtig, weil ihnen im Alltag oft zu wenig Beachtung geschenkt wird. In Deutschland leiden schätzungsweise mehr als 20 Millionen Menschen an Bluthochdruck. Dabei handelt es sich zwar an sich schon um eine Herz-Kreislauf-Erkrankung, dennoch stellt der Bluthochdruck auch einen der wichtigsten

Risikofaktoren für die Entwicklung weiterer Erkrankungen des Herzens und der Gefäße dar (siehe S. 148).

Definiert wird das Vorliegen eines Bluthochdrucks durch das Vorliegen von Blutdruckwerten von über 140/90 mmHg in mehreren unabhängigen (ärztlichen) Messungen im Ruhezustand. Es existieren auch Formen, bei denen nur der erste der beiden Blutdruckwerte („systolischer“ Blutdruckwert genannt) erhöht ist, was insbesondere im höheren Alter aufgrund der zunehmenden Steifigkeit der arteriellen Gefäße häufiger eine Rolle spielt. Auch eine häusliche Diagnosestellung oder Langzeit-Blutdruckmessungen sind möglich, wobei hier sogar noch niedrigere Werte als Grenze zum Bluthochdruck angesetzt werden.

Da vor allem in den ersten Jahren nach Diagnosestellung häufig wenig bis keine Beschwerden bestehen, wird der Bluthochdruck in vielen Fällen von Patienten etwas stiefmütterlich behandelt. Das birgt jedoch große Gefahren, da ein langjährig bestehender und schlecht eingestellter Bluthochdruck ein hohes Risiko von Folgeerkrankungen birgt. Die gute Botschaft: Vor allem leichte Fälle lassen sich durch Ernährungsanpassung, Gewichtsreduktion, Rauchverzicht und regelmäßige sportliche Aktivität vielleicht sogar ganz ohne Medikamente behandeln.

Noch ein Risiko: Ihr Cholesterinwert

Die Erfassung erhöhter Blutcholesterinwerte kann nur durch die Messung von Laborwerten nach einer Blutentnahme erfolgen. Diese sollte zur Erfassung des Risikos für Herz-Kreislauf-Erkrankungen beim Vorliegen von mindestens einem Risikofaktor erfolgen.

Zu diesen gehören vor allem Übergewicht, Bluthochdruck, Diabetes mellitus sowie eine familiäre Vorbelastung hinsichtlich früh auftretender Herz-Kreislauf-Erkrankungen. Auch beim Fehlen von Risikofaktoren kann die Bestimmung der Blutcholesterinwerte ab einem bestimmten Alter erwogen werden (bei Männern ab dem 40. Lebensjahr, bei Frauen ab dem 50. Lebensjahr). Sprechen Sie diesbezüglich Ihren Hausarzt an. Mehr zu den Cholesterinwerten erfahren Sie auf S. 80.

Für alle vorgestellten Risikofaktoren wurden durch die europäischen Fachgesellschaften Behandlungsziele festgelegt, an denen man sich orientieren kann. In der Tabelle „Ihre Herzvorsorge“ werden die Ziele für gesunde Personen ohne bekannte atherosklerotische Gefäßerkrankung vorgestellt, für andere Patientengruppen (chronische Nierenschwäche, bestehender Diabetes mellitus) wurden jeweils eigene Behandlungsziele definiert, die Sie nach Rücksprache mit Ihrem Hausarzt erfragen können.

Die Regelmäßigkeit macht's

Bei ärztlichen Vorsorgeuntersuchungen kann unterschieden werden zwischen solchen, die der Früherkennung von Erkrankungen der inneren Organe im Allgemeinen (einschließlich der Erkennung von Herz-Kreislauf-Erkrankungen) dienen, und solchen, die auf die Früherkennung von Krebserkrankungen abzielen.

CHECK-UP NUTZEN: In Deutschland haben Krankenversicherte gesetzlichen Anspruch auf festgelegte Vorsorgeuntersuchungen. Dazu gehören sogenannte „Check-up"-Untersuchungen, die im Alter von 18 bis 34 einmalig sowie ab dem 35. Lebensjahr alle drei Jahre durchgeführt werden sollten. Sie dienen insbesondere der Früherkennung von Herz-Kreislauf-Erkrankungen sowie der frühzeitigen Diagnose von Nierenerkrankungen und Stoffwechselerkrankungen wie dem Diabetes mellitus („Zuckerkrankheit").

Ab dem Alter von 35 beinhalten die regelmäßigen Vorsorgeuntersuchungen neben einem ausführlichen ärztlichen Gespräch, einer körperlichen Untersuchung und der Messung des Blutdruckes auch immer die Laboruntersuchung einer Blut- sowie einer Urinprobe. Im Rahmen der „Check-up"-Untersuchungen können darüber hinaus zusätzliche Präventionskurse empfohlen und individuell durch die Krankenkassen bezuschusst werden, darunter Angebote zur Bewegungstherapie, Ernährung oder Stressbewältigung.

Ab dem Alter von 65 Jahren wird für Männer zusätzlich eine Ultraschalluntersuchung der Hauptschlagader im Bauchbereich von allen Krankenkassen angeboten. Diese dient der Früherkennung einer Erweiterung der Hauptschlagader, die so entsprechend behandelt werden kann. Unbehandelt kann ein solches Bauchaortenaneurysma zu schweren Komplikationen bis hin zum Tod führen. Bei Frauen tritt

IHRE HERZVORSORGE

PERSONENGRUPPE	PRÄVENTIONSZIEL STUFE I	PRÄVENTIONSZIEL STUFE 2*
GESUNDE PERSONEN UNTER 70 JAHREN**	– Lebensstiloptimierung (u.a. Ernährung, Bewegung, Schlaf, …) – Rauchverzicht – systolischer Blutdruckwert <140mmHg (bis 130mmHg, sofern toleriert), diastolischer Blutdruckwert <80mmHg – LDL-Cholesterin-Wert <2,6mmol/l	– systolischer Blutdruckwert <130mmHg, sofern toleriert – LDL-Cholesterin <1,8mmol/l oder <1,4mmol/l je nach Risikoprofil für das Auftreten von gefährlichen Herzerkrankungen sowie 50%ige Reduktion des LDL-Cholesterins, bezogen auf den Ausgangswert
GESUNDE PERSONEN ÜBER 70 JAHRE**	– Lebensstiloptimierung (u.a. Ernährung, Bewegung, Schlaf, …) – Rauchverzicht – systolischer Blutdruckwert <140mmHg – LDL-Cholesterin-Wert <2,6mmol/l	– spezielle Empfehlungen bei älteren Patienten abhängig vom individuellen Risikoprofil, ärztliche Rücksprache

* Intensivierung der Therapie hängt vom individuellen Risiko für das Auftreten von bedrohlichen Herz-Kreislauf-Erkrankungen, dem zu erwartenden individuellen Behandlungsnutzen, Nebenerkrankung und vor allem der Patientenmeinung ab

** Personen, bei denen bisher keine chronische Atherosklerose / Gefäßerkrankung, keine chronische Nierenerkrankung und kein Diabetes mellitus („Zuckerkrankheit“) bekannt ist eine ausgeprägte und gefährliche Erweiterung der Bauchschlagader seltener auf, weshalb die systematische Vorsorgeuntersuchung bei allen Frauen nicht gesetzlich verankert wurde. Dennoch sprechen sich die zuständigen Fachgesellschaften beim Vorliegen von Risikofaktoren für eine derartige Untersuchung aus, die aktuell allerdings noch als Eigenleistung finanziert werden muss. Entsprechende Risikofaktoren sind zum Beispiel das Vorliegen einer Bluthochdruckerkrankung oder das Vorkommen von krankhaften Gefäßerweiterungen (Aneurysma) bei Verwandten ersten Grades. Auch Raucherinnen werden als eindeutige Risikogruppe benannt. Natürlich richten sich diese Vorsorgeuntersuchungen stets an Personen ohne Erkrankungssymptome. Sollten bei Ihnen Beschwerden jedweder Art vorliegen, sind eine symptomorientierte Befragung nebst Untersuchung und je nach Befund weitere Maßnahmen notwendig.

Viele Krankenkassen honorieren die Initiative ihrer Versicherten hinsichtlich der Erhaltung ihrer Gesundheit durch Prämien, Boni oder Beitragsminderungen. Erkundigen Sie sich einfach bei Ihrer Krankenversicherung nach derartigen Vergütungsprogrammen sowie zusätzlich unterstützter Maßnahmen und Vorsorgeleistungen. Neben der regelmäßigen Teilnahme an den empfohlenen ärztlichen Vorsorgeuntersuchungen stellt die regelmäßige und verlässliche Einnahme der ärztlich verordneten Medikamente einen weiteren wichtigen Punkt in der Vorbeugung von Folgeerkrankungen dar. Auch eine Verschlechterung einer möglicherweise schon bestehenden Herz-Kreislauf-Erkrankung kann medikamentös oft verhindert werden. Das Hinterfragen der Notwendigkeit einer bestehenden Dauermedikation ist vollkommen verständlich und statthaft, dennoch sollte niemals ein selbstständiges Absetzen von Medikamenten erfolgen, vor allem wenn diese der Behandlung von Herz-Kreislauf-Erkrankungen dienen (siehe S. 154).

VORSORGLICH MIT PIEKS: Auch Impfungen zählen zur Prävention und sind für Patienten mit Herz-Kreislauf-Erkrankungen wichtig. So konnten Studien zeigen, dass eine Grippeschutzimpfung bei Patienten mit bekannter koronarer Herzerkrankung (Verengung der Herzkranzgefäße) zu einer geringeren Sterblichkeit im Langzeitverlauf sowie zu einer verringerten Wahrscheinlichkeit für das Auftreten von neuerlichen Herzinfarkten führt. Gleiches gilt für die Pneumokokken-Impfung bei älteren Personen.

Können Sie selbst erkennen, dass etwas nicht stimmt?

Ihr eigenes Körpergefühl ist ein wichtiger Gradmesser in der Früherkennung von Herz-Kreislauf-Erkrankungen. Im Falle einer zunehmenden Leistungsminderung, von Schmerzen im Brustkorb oder eines unrhythmischen Herzschlags sollten Sie zeitnah Ihren Arzt aufsuchen, um den Beschwerden weiter auf den Grund zu gehen. Aufgrund der Vielgestaltigkeit möglicher Beschwerden von Herz-Kreislauf-Erkrankungen kann gleichwohl an dieser Stelle nicht auf jede spezielle Situation eingegangen werden.

Dennoch bieten sich heute auch über das Körpergefühl hinaus einige Möglichkeiten, selbst zur Früherkennung von Herz-Kreislauf-Erkrankungen beizutragen. Auch bei Personen, bei denen kein Bluthochdruck bekannt ist, sind Blutdruckselbstmessungen in Ruhe nach entsprechender Anleitung (Hausarzt, Apotheke, Sanitätshaus) sinnvoll, vor allem dann, wenn Risikofaktoren vorliegen. Bei sehr guten Blutdruckwerten sind nur seltene Messungen in längeren Abständen notwendig, bei grenzwertigen Messungen knapp unterhalb der Schwelle zur Diagnose eines Bluthochdrucks sind häufigere Messungen in der Arztpraxis ratsam.

Darüber hinaus bietet sich durch die stets weiterentwickelten „Smart-Devices" (zum Beispiel Smartwatches oder andere am Handgelenk getragene elektronische Geräte zur Messung von Gesundheitsdaten) eine wachsende Zahl an Möglichkeiten, um Informationen über den eigenen Gesundheitszustand zu erlangen. So werden beispielsweise die Diagnosealgorithmen für die automatische Erkennung von Herzrhythmusstörungen stetig verbessert. In einigen Studien konnte gezeigt werden, dass Smartwatches als Screening-Werkzeuge zu einer früheren Erkennung bestimmter Herzrhythmusstörungen führen können. Ob dies jedoch auch zu einer Verbesserung der Behandlung beziehungsweise zu einer Vermeidung von Folgeerkrankungen führt, ist bisher nicht klar belegt und Gegenstand aktuell laufender wissenschaftlicher Studien.

Welche Mittel Sie auch wählen, bleiben Sie achtsam und aufmerksam Ihrem Körper und Ihrem Herzen gegenüber. Lieber einmal mehr in sich hineinhorchen.

DAS IDEALE HERZ-SPORT-PROGRAMM

Jede Art von Bewegung ist essenziell für Sie und Ihr Herz. Denn Sport macht Ihrem Herzen nicht nur jede Menge Laune, er macht Sie zu einem gesünderen Menschen.

Jeder Muskel braucht Training

Bodybuilding in allen Ehren, aber der wichtigste Muskel ist Ihr Herz!

„Herzsport" klingt für viele erst einmal nach Seniorensport. Wieso Sport aber unserem Herzen in jedem Alter zuträglich ist und welche Mechanismen den gesundheitsfördernden Effekt für unser Herz bewirken, machen wir uns viel zu selten klar. Um zu verstehen, warum Ihr Herz gezieltes Muskeltraining benötigt, ist es hilfreich, sich die Rolle dieses Muskels – denn nichts anderes ist das Herz – in seinem Gesamtsystem zu verdeutlichen.

Unser Herz ist ein Bestandteil eines komplexen Zusammenspiels von Sauerstoff aufnehmendem System (die Lunge), Sauerstoff weiterleitendem System (das Herz und die Gefäße) sowie Sauerstoff verarbeitendem System (die Skelettmuskulatur). Es ist wie bei einem Kraftwerk: All diese Teilsysteme müssen zu jeder Zeit wie ein Rädchen ins andere greifen, damit Ihr Körper reibungslos funktioniert. Ist ein Rädchen schlecht geölt oder kommt aus dem Gleichgewicht, sorgt das an anderer Stelle für Probleme. Dem „Herzrädchen" kommt dabei die wichtige Vermittlerrolle zwischen Lunge und Skelettmuskulatur zu, ohne diese Vermittlung geht gar nichts. Was das für sportliche Aktivitäten bedeutet, ist klar: Wenn Sie ein Rädchen mit Sport ölen, wirkt sich das auch auf die anderen aus.

Was also passiert in Ihrem Körper und mit Ihrem Herz, wenn Sie Sport treiben? Die ausübende Muskelgruppe (etwa die Beinmuskulatur beim Radfahren) sendet Signale an den Organismus, die dort automatisierte Reaktionen hervorrufen. In dem Moment, in dem der Organismus die erhöhte Aktivität registriert, wird der gestiegene Sauerstoffbedarf ans Herz gemeldet, das dann sofort seine Schlagfrequenz erhöht. Das Mehr an Sauerstoff benötigen die Muskeln, da durch dessen Verbrennung die nötige Energie produziert wird. Jeder Herzschlag muss nun so viel Blut und Sauerstoff wie möglich über die Blutgefäße (Arterien) zur schwer arbeitenden peripheren Muskelgruppe transportieren.

SCHWERSTLEISTUNG: Um zu veranschaulichen, was Ihr Herz bei einer maximalen körperlichen Belastung, bei der Sie eine Herzfrequenz von etwa 180 Schlägen pro Minute (dies entspricht drei Schlägen pro Sekunde) haben, für eine unglaubliche Leistung vollbringt, versuchen Sie mal Folgendes: Klopfen Sie mit dem Zeigefinger mit einer Frequenz von 180 eine Minute (dreimal pro Sekunde!) lang auf eine Tischkante, ohne aus dem Takt zu kommen. Merken Sie, wie ermüdend das ist?

Herzmuskelfrequenz und Volumen

Die Herzmuskelaktivität, auch Herzzyklus genannt, teilt sich in zwei verschiedene Untereinheiten auf: zum einen in die Kontraktions- oder Austreibungsphase (die Systole) und zum anderen in die Dehnungs- oder Füllungsphase (die Diastole). Bei einer Herzfrequenz von 180 Schlägen in der Minute muss sich somit der Herzmuskel nicht nur 180-mal zusammenziehen (kontrahieren), sondern sich auch wieder angemessen füllen (dilatieren). Denken Sie an eine Luftpumpe: Diese müssen Sie zunächst mit Luft füllen (Diastole), indem Sie am Kolben ziehen, bevor Sie die Luft rauspressen, indem Sie den Kolben wieder runterdrücken (Systole). Wenn Sie nun versuchen, einen Fahrradschlauch mit einer hohen Frequenz aufzupumpen und dabei die Füllungsphase vernachlässigen, führt das bekanntlich dazu, dass Sie auch nicht so viel Luft wieder rausbefördern können. Sie würden ineffektiv arbeiten, weil Sie zwar die Frequenz (also schnell und häufig die Luftpumpe bedienen) hochhalten, jedoch das Füllungsvolumen der Pumpe und somit gleichzeitig auch das ausgetriebene Volumen nicht voll ausschöpfen. Das kann sich Ihr Herz nicht erlauben, denn sonst würde sich die verstärkt arbeitende Muskelgruppe melden und sich beschweren, dass dort (wenn wir wieder das Fahrradbeispiel nehmen, dann wäre es die Beinmuskulatur) nicht ausreichend Sauerstoff ankommt. Somit kann man verstehen, dass bei intensiver sportlicher Aktivität und der damit einhergehenden hohen Herzfrequenz beide Untereinheiten des Herzzyklus (Füllungs- und Austreibungsphase) optimal funktionieren sollten, um die gewünschte hohe Auswurfleistung des Herzens zu erreichen. Dieser Begriff beschreibt, wie gut das Herz das Blut durch den Körper pumpt. Wenn Ihr Herz nun also sportlich mit schöner Regelmäßigkeit gefordert wird, kommt es auf Dauer zu einer strukturellen Anpassung des Herzens an die gesteigerten Anforderungen des Organismus.

Ihre Herzfrequenz ist jedoch nicht unbegrenzt. Bei einer sehr intensiven sportlichen Aktivität, wie etwa dem Sprinten über mindestens zehn Sekunden (bei Sprints auf dem Rad mindestens 30 Sekunden), werden Sie an Ihre maximale Herzfrequenz gelangen. Das entspricht also der Herzfrequenz, die Ihr Herz bei der stärksten Anstrengung pro Minute bringen kann. Als weltweit gängige Faustregel gilt immer noch 220 minus Lebensalter. Fälschlicherweise wird die maximale Herzfrequenz häufig als Parameter zur Einschätzung der körperlichen Fitness herangezogen, getreu dem Motto: Je höher die maximale Herzfrequenz, desto besser der Fitnesszustand. Die maximal erreichbare Herzfrequenz nimmt zwar tendenziell im Laufe des Lebens ab, jedoch sollte bedacht werden, dass es auch sehr fitte Menschen gibt, die im Alter von 30 Jahren genetisch bedingt lediglich eine maximale Herzfrequenz von 180/min erreichen. Wo Ihre individuelle maximale Herzfrequenz liegt, können Sie mittels einer Leistungsdiagnostik bei einem Sportmediziner ermitteln. Oder Sie testen sich einfach selbst mit einem recht einfach auszuführenden Test. Aber aufgepasst: Voraussetzung dafür ist, dass Sie sich zuvor einem sportmedizinischen Check unterzogen haben.

DAS MAXIMUM: Wärmen Sie sich unbedingt auf, indem Sie zehn Minuten locker traben oder radfahren. Dabei darf Ihnen ruhig schon ein wenig warm werden, denn Sie wollen den Körper und die Muskulatur auf Betriebstemperatur bringen. Dann können Sie schon loslegen: Versuchen Sie so schnell zu laufen oder in die Pedale zu treten wie nur möglich. Die Belastung sollte mindestens zehn Sekunden andauern. Die Messung erfolgt entweder mit einer Pulsuhr oder mit dem Ertasten des Pulses unmittelbar nach Beendigung der Belastung.

Die maximale Herzfrequenz beschreibt auch, wie fit Ihr Herzmuskel ist. Bei regelmäßiger sportlicher Aktivität trainieren Sie also nicht nur die Skelettmuskulatur, sondern den Herzmuskel gleich mit. Durch die regelmäßige „Zusatzlieferung" von Blutvolumen an die entsprechenden peripheren Muskelgruppen kommt es zu einer Anpassung der Herzstruktur an die gesteigerten Anforderungen.

Die Modellierung, die sich am Herzen durch regelmäßiges Training vollzieht, kommt zum einem durch eine Volumenzunahme der Herzhöhlen und zum anderen durch eine Zunahme der Herzwanddicken zustande. Durch regelmäßig durchgeführte zyklische dynamische Belastungen, wie sie insbesondere bei Ausdauertraining erfolgen, kommt es mit anderen Worten zu einer Vergrößerung der Herzhöhlen und gleichzeitiger Kräftigung der Herzmuskulatur. Das hat zur Folge, dass bei jedem Herzschlag mehr Blutvolumen befördert werden kann. Das Blutvolumen, welches pro Herzschlag aus der Herzkammer in den Körperkreislauf befördert wird, bezeichnet man als Schlagvolumen. Ein höheres Schlagvolumen führt bei sportlicher Aktivität also zu vermehrtem Sauerstofftransport zur peripheren Skelettmuskulatur, die diesen Sauerstoff zur Umsetzung in mechanische Energie, wie etwa bei der Muskelkontraktion, benötigt.

Das Plus: Niedrigere Herzfrequenz

Das Herzzeitvolumen (HZV) beschreibt die Menge an Blut, die pro Minute vom Herz gepumpt wird. Das Herzzeitvolumen des Menschen beträgt in etwa fünf Liter pro Minute (l/min), und zwar gilt dieser Richtwert sowohl für Trainierte als auch für Untrainierte. Da wir jetzt wissen, dass besonders gut trainierte Menschen ein höheres Schlagvolumen haben, wird auch klar, warum diese in Ruhe bisweilen erstaunlich niedrige Herzfrequenzen aufweisen. Durch das höhere Schlagvolumen benötigen sie weniger Schläge in der Minute, um auf die besagten fünf Liter zur Versorgung des Organismus in Ruhe zu kommen, als Menschen mit einem untrainierten kleineren Herzen. Die Ruheherzfrequenz von Nichtsportlern beträgt etwa 60 bis 90 Schläge pro Minute, bei Sportlern sind es nur etwa 40 bis 50 Schläge pro Minute.

Häufig wird in diesem Zusammenhang das Herz mit einem Motor verglichen. Wenn wir diesen technischen Blick auf unser Herz vertiefen, dann kann man sich das Schlagvolumen des Herzens als den Hubraum und die Herzfrequenz als die Umdrehungszahl des Motors vorstellen. Man multipliziert die Menge an Blut, die pro Herzschlag vom Herzen gepumpt wird („Schlagvolumen") mit der Herzfrequenz (Anzahl an Herzschlägen pro Minute). HZV [ml/min] = Schlagvolumen [ml] x Herzfrequenz [1/min]. Das HZV kann durch viele verschiedene Faktoren beeinflusst werden (zum Beispiel kör-

BEWEGUNG MACHT FIT

Jede Art von Bewegung hat einen großartigen Einfluss. Sport hält das Herz gesund und lässt Sie älter werden!

Muskulatur

- ↑ Muskelquerschnitt
- ↑ Muskelkraft
- ↑ Muskelleistung
- ↑ Muskelarchitektur
- ↑ Mitochondrienneubildung

Nervensystem

- ↑ Signalwahrnehmung
- ↑ Neuronale Aktivität
- ↑ Neubildung

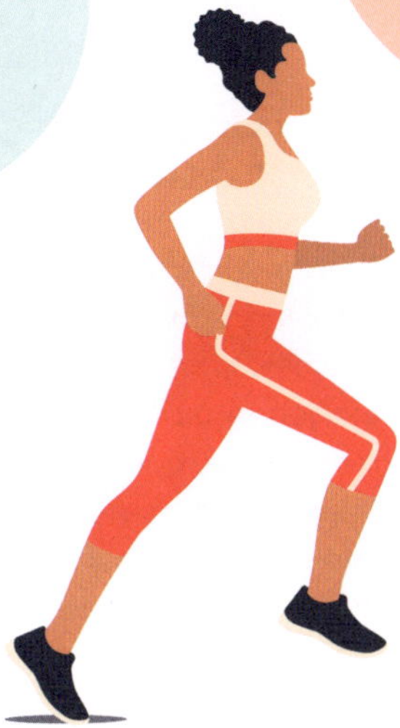

Herz-Kreislauf-System

- ↑ Kardiovaskuläre Fitness
- ↑ Herzleistung
- ↑ Herzfrequenz-Reserve
- ↑ Blutgefäße
- ↑ Gefäßdurchblutung
- ↑ Endotheliale Funktion
- ↑ Myokartiale Kontraktion
- ↑ Kapillarisierung
- ↑ Arteriendurchmesser

Atemsystem

- ↑ Lungenvolumen
- ↑ Sauerstoffaufnahme

Blut

- ↑ Plasmavolumen
- ↑ Blutvolumen
- ↑ Erythrozytenkonzentration
- ↑ Blutfette

Knochen

- ↑ Knochenmineraldichte
- ↑ Knochenmasse

perliche Aktivität, Trainingszustand, Erkrankungen, Medikamente usw.) und beträgt beim erwachsenen Menschen in Ruhe normalerweise zwischen fünf und acht Litern Blut pro Minute. Das HZV, also das Produkt aus beiden, wäre somit die Motorleistung oder PS.

Jetzt wird auch klar, warum Trainierte mehr PS „auf die Straße bringen" können als Untrainierte, wenn es von ihnen, beispielsweise bei sportlicher Aktivität, gefordert wird. Im Ruhezustand unterscheidet sich das HZV von Trainierten und Untrainierten nicht sonderlich. Wenn jedoch ein Trainierter gefordert wird und das Maximum aus seinem Hochleistungskörper herausholen möchte, dann hat das Sportlerherz nicht nur eine höhere „Hubreserve", sondern auch eine deutlich höhere Herzfrequenzvariabilität. Es kann also sowohl in puncto Schlagvolumen als auch in puncto Herzfrequenz „eine ordentliche Schippe drauflegen", was zur Folge hat, dass Spitzensportler ihr HZV bei Maximalbelastung um das sieben- bis achtfache (bis zu 40 Liter) und Untrainierte lediglich um das drei- bis vierfache (etwa 18 Liter) steigern können.

Das Umfeld trainiert mit

Zusätzlich zu den beschriebenen strukturellen Veränderungen des Herzens kommt es durch regelmäßige sportliche Aktivität auch zu einer Anpassung der Herzgefäße. Dieser Effekt tritt ein, weil regelmäßige körperliche Belastungen in den Gefäßen (Venen und Arterien) mit einer Erhöhung der transportierten Blutmenge einhergehen, was wiederum eine positive Kettenreaktion in den Gefäßen selbst auslöst. Diese positive Auswirkung auf die Gefäße sollte nicht unterschätzt werden, wenn man bedenkt, dass die Gesamtlänge aller Blutgefäße etwa 100 000 km beträgt. Dies entspricht einer Strecke von zweieinhalbmal um den Äquator. Erinnern Sie sich an das oben beschriebene Modell, bei dem wir die körperliche Aktivität von der peripheren Muskelgruppe aus betrachtet haben? Diese signalisiert sowohl der Lunge, mehr Sauerstoff aufzunehmen, als auch dem Herzen, dass der Sauerstoff dort ankommen soll, wo er gebraucht wird. Genau dafür brauchen Sie die Blutgefäße.

Die Gefäße, die das sauerstoffreiche Blut zu den Organen (in diesem Fall unsere vermehrt arbeitende Skelettmuskulatur) führen, bezeichnet man als Arterien, während die Venen das sauerstoffarme „verbrauchte" Blut zurück zum Herzen transportieren. Der Sauerstoffaustausch in der Muskulatur vollzieht sich in sehr kleinen Gefäßen, den Kapillaren. Die Muskulatur ist von einem Kapillarbett durchzogen. Durch regelmäßige sportliche Aktivität kommt es zu einer Vergrößerung des Kapillarsystems und somit zu einer Vergrößerung der Austauschfläche in der Muskulatur. Die Muskulatur wird besser mit sauerstoffreichem Blut versorgt und kann damit effizienter und länger arbeiten. Durch das erhöhte transportierte Blutvolumen kommt es zusätzlich zu einer Verbesserung der Fließeigenschaft, was sich auch positiv auf die Innenauskleidung der Gefäße, das Endothel, auswirkt.

So senkt Sport viele Gefahren: Durch regelmäßige körperliche Aktivität wird das Endothel stimuliert, mehr Stickstoffmonoxid und Prostacyclin zu bilden. Beide Stoffe bewirken eine Erweiterung der Gefäße und damit eine Blutdrucksenkung. Prostacyclin setzt außerdem die Aktivität der Gerinnungsplättchen herab und vermindert so die Thrombosegefahr. Schließlich wandern weniger Entzündungszellen in die Gefäßwand ein, was mit einer Senkung des Arterioskleroserisikos verbunden ist.

Wie die Herzkranzgefäße profitieren

Der oben beschriebene positive Effekt auf die Gefäße bedeutet auch, dass sportliche Betätigung die Koronargefäße, Koronarien genannt, stärkt. Koronarien bezeichnen die Arterien, die den Herzmuskel mit Blut und somit mit Sauerstoff versorgen, damit dieser beides wiederum rund um die Uhr an den Organismus weitergeben kann. Die Koronarien umgeben unser Herz wie ein Kranz und werden deswegen auch als Herzkranzgefäße bezeichnet. Sie entspringen der Hauptschlagader, Aorta genannt, unmittelbar nach Austritt aus der linken Herzkammer. Durch regelmäßige sportliche Aktivität kommt es zu einer Vergrößerung des Herzkranzgefäßbettes durch Ausbildung von sogenannten Kollateralen, also Querverbindungen zwischen den bereits vorhandenen Gefäßen. Wenn diese Arterien nicht durchblutet werden, kann es zu einer Verengung kommen, die zu verschiedenen gesundheitlichen Problemen führen kann: Angina Pectoris, Herzinfarkt, Herzinsuffizienz oder Herzrhythmusstörungen. Es ist wichtig, dass eine schlechte Durchblutung der Koronararterien frühzeitig erkannt und behandelt wird, um ernsthafte gesundheitliche Komplikationen zu vermeiden.

Analog zum Trainingseffekt auf die Skelettmuskulatur bewirkt Training die „Kapillarisierung" der Herzmuskulatur. Gemeint ist damit die Öffnung von Ruhekapillaren und die Neubildung von Kapillaren, die als kleinste, nur mikroskopisch sichtbare Blutgefäße den Sauerstoff direkt an die Muskelzellen abgeben. Das Resultat ist ein optimal durchbluteter, überdurchschnittlich leistungsfähiger Herzmuskel. Sportler mit einem ungünstigen kardiovaskulären Risikoprofil (dazu unten mehr) sind nicht davor gefeit, einen akuten Herzinfarkt (also einen kompletten Verschluss eines Herzkranzgefäßes) zu erleiden. Doch haben sie einen entscheidenden Vorteil: Sie überstehen diesen oft besser, weil die durch den regelmäßigen Sport hervorgerufene Kollateralenbildung dafür sorgt, dass keine relevante Schädigung von Herzmuskelgewebe entsteht. Das liegt daran, dass eine verengte große Arterie durch die Querverbindungen der Kollateralen ersetzt wird und der Blutfluss nicht wesentlich stoppt. Die Kollateralen erweitern sich dabei sogar so, dass sie zu großen Arterien werden und die Engstelle somit dauerhaft überbrücken können. Das Blut nimmt gewissermaßen eine Umleitung, weil eine Arterie „gesperrt" ist. Sportliche Aktivität hat also nicht nur einen präventiven Effekt für unsere Herzgesundheit, sondern vermag darüber hinaus auch im Falle eines erlittenen Herzinfarktes den Schaden an der Herzmuskulatur zu reduzieren.

Besserer Herzrhythmus und ein gestärktes Nervensystem

Natürlich profitieren nicht nur Ihre Herzstruktur und Ihre Gefäße von regelmäßiger Bewegung. Groß angelegte Studien haben auch eindeutige Effekte für Ihren Herzrhythmus nachgewiesen. Wobei das allerdings zusammen mit einer Gewichtsreduktion noch besser funktioniert. Nicht nur das Risiko für das Auftreten von Herzrhythmusstörungen (die häufigste ist das Vorhofflimmern) kann signifikant reduziert werden, auch bereits vorhandene Herzrhythmusstörungen können verschwinden. Das ist in großen Teilen damit zu erklären, dass Sport eine positive Auswirkung auf das Gleichgewicht unseres vegetativen Nervensystems hat. Das vegetative Nervensystem ist für die Steuerung der lebenswichtigen Funktionen des Körpers verantwortlich und hat zwei Hauptaufgaben. Zum einen reguliert es die inneren

Organe, zum anderen steuert es unsere Körperreaktionen auf Stress. Einer der Nachteile unserer überaus schnelllebigen Zeit ist ein Ungleichgewicht im vegetativen Nervensystem mit einem Überschuss der aktivierenden Anteile, die man mit Bezug zum Sympathikus auch als sympathische Anteile bezeichnet. Die Folgen dieses vegetativen Ungleichgewichts sind sehr vielfältig. Sie reichen von innerer Unruhe, Schlafstörungen, erhöhtem Blutdruck und Herzfrequenz sowie Neigung zu vermehrtem Herzstolpern (auch Extrasystolienneigung genannt) bis hin zu erektiler Dysfunktion und Libidoverlust (siehe S. 99). Sport hilft sehr effektiv, um diesem Ungleichgewicht des vegetativen Nervensystems entgegenzuwirken. Nach Beendigung der sportlichen Aktivität arbeiten die parasympathischen (oder auch dämpfenden) Anteile des vegetativen Nervensystems auf Hochtouren. Das ist auch der Grund, warum der Blutdruck nach sportlicher Aktivität in der Regel niedriger ist als vor dem Sport, ganz zu schweigen von dem wohltuenden entspannenden Gefühl, das sich nach dem Sport bemerkbar macht.

Fazit: Man kann Sport durchaus als sogenannte Polypille für unseren Organismus bezeichnen, also eine Pille, die sich auf ganz viele verschiedene Bereiche positiv auswirkt. Betont werden sollte an dieser Stelle auch noch einmal der präventive Effekt, der durch regelmäßiges körperliches Training erreicht werden kann. Denn neben den oben erwähnten direkten positiven Effekten auf das Herz-Kreislauf-System beeinflusst der regelmäßig ausgeübte Sport auch die klassischen Risikofaktoren für kardiovaskuläre Ereignisse wie Bluthochdruck und Diabetes mellitus positiv. Zahlreiche Gründe also, Sport als verlässlichen Begleiter unseres Lebens zu integrieren.

KEINE FRAGE DES ALTERS: Übrigens ist man nie zu alt, um mit einem Bewegungsprogramm zu starten. Im Gegenteil: Sport ist die einzig gesicherte Methode, um den schleichenden Funktionsverlust der inneren Organe, Muskeln, Sehnen, Gelenke, Bandscheiben und Wirbel zu verlangsamen. Die Positivliste verlängert sich also.

Es gibt kein unteres Limit an sportlicher Aktivität, wenn es um positive Effekte für Ihre Gesundheit geht. Jeder Schritt zählt und zwar umso mehr, je niedriger der Fitnessgrad zu Beginn ist. Schon zwei Stunden strammes Spazierengehen pro Woche erhöht die Lebenserwartung um 50 bis 60 Prozent. Also gehen wir doch ran an Ihren Trainingsplan!

Sport ist nicht gleich Sport

Welcher Sport ist nun der richtige? Mit bestimmten Sportarten lässt sich effektiver trainieren.

Grundsätzlich gilt: Das effektivste Training ist das, welches Sie regelmäßig und über einen langen Zeitraum ausüben. Aber was ist Sport eigentlich genau? Wir verbinden den Begriff Sport sofort mit Ausdauer, Team- oder Ballsport, Belastungen bis zur Grenze und schwitzenden Körpern. Bewegung muss indes nicht immer mit Sport einhergehen. Selbst wer staubsaugt oder mit dem Rad zur Arbeit fährt, bewegt sich und pflegt einen gesundheitsfördernden Lebensstil. Sie können also ihren Alltag ganz aktiv gestalten. Das ist besonders wichtig, wenn Ihnen Zeit für regelmäßige Fitnesskurse oder Vereinssport fehlt. Es gibt viele Möglichkeiten der Bewegung oder des Sports, da ist auch für Sie mit Sicherheit etwas dabei. Nehmen Sie Tanzen als Beispiel: Ausgelassenes Tanzen ist großartig für den Bewegungsapparat und wer gar regelmäßig tanzt, tut sich etwas besonders Gutes. Tanzen hilft der Koordination, der Ausdauer und der bewussten Körperwahrnehmung. In der Gruppe ausgeführt hat der Tanzsport weitere soziale Vorteile und steigert die Motivation ungemein.

Wenn wir nun darüber sprechen, wie Sie mit Sport Ihrem Herzen Gutes tun können, geht es vor allem um Kondition. Diesen Begriff benutzt man häufig, ohne sich weitere Gedanken darüber zu machen, doch er hat auch eine spezifische sportwissenschaftliche Definition, die deutlich macht, warum gerade Konditionstraining so wichtig für das Herz ist. In der Allgemeinbevölkerung wird Kondition nach wie vor fälschlicherweise mit Ausdauer gleichgesetzt. Tatsächlich ist Ausdauer nur ein Teilaspekt von Kondition. In der Sportwissenschaft wird Kondition nicht ohne gewichtigen Grund zu gleichen Anteilen aus vier verschiedenen körperlichen Fähigkeiten gebildet, und zwar Kraft, Schnelligkeit, Ausdauer und Beweglichkeit. Schauen wir uns diese etwas genauer an:

1 KRAFT im Sport meint die Fähigkeit, Widerstände mit dem eigenen Muskelsystem zu überwinden, ihnen entgegenzuwirken oder sie zu halten. Unter den Begriff Kraft fallen Kraftformen wie Kraftausdauer (die mögliche Dauer der Kraftleistung), Maximalkraft (größtmögliche Kraft gegen Widerstände), Reaktivkraft (Muskelkraft, die einen kurzen, erhöhten Kraftstoß ermöglicht), Schnellkraft (größtmöglicher Kraftimpuls in kürzestmöglicher Zeit) und Absolutkraft (mehr kann der Mensch nicht schaffen). Hier sollte ein ausgewogenes Krafttraining stattfinden, das möglichst viele der Muskelgruppen trainiert, ohne diese zu überfordern.

2 SCHNELLIGKEIT beschreibt die koordinativ-konditionelle Fähigkeit, so schnell wie möglich zu reagieren. Dabei geht es etwa um die Reaktionsschnelligkeit, also wie schnell Sie nach dem Startschuss mit dem Laufen starten können, oder um zyklische oder azyklische Schnelligkeit. Zyklische Schnelligkeit beschreibt, wie schnell Sie die immer gleiche Bewegung leisten können, wie etwa beim Rudern oder Radfahren. Die azyklische Schnelligkeit dagegen meint den schnellstmöglichen Wechsel verschiedener Bewegungen, wie etwa den Beinwechsel beim Tennis oder die Handwechsel beim Boxsport. Sie können sich vorstellen, welchen Trainingseffekt das haben wird.

3 AUSDAUER ermöglicht es dem Körper, über eine lange Zeit eine bestimmte Intensität der Bewegung aufrechterhalten zu können, wie etwa eine bestimmte Geschwindigkeit beim Radfahren oder Laufen. Sie entspricht damit der geistig-körperlichen Ermüdungswiderstandsfähigkeit des Trainierenden. Dazu gehört aber auch, schnell regenerieren zu können. Sie ahnen es, das ist das harte Ziel, aber es ist auch das zentrale Ziel für Ihre Herzgesundheit.

4 DIE BEWEGLICHKEIT ist nicht nur ein Nebenschauplatz. Sie ist ebenso ein zentraler Punkt für Ihr Training. Was bringt Ihnen all die Kraft und Ausdauer, wenn Ihre Muskeln, Sehnen und Bänder nicht geschmeidig sind? Richtig: im schlimmsten Fall Schmerzen. Nehmen Sie das Dehnen und Aufwärmen Ihrer Muskeln ernst, so können Sie das Beste aus Ihrem Training rausholen.

Das bedeutet: Wenn Sie Ihre Kondition verbessern wollen, sollten Sie alle genannten Fähigkeiten möglichst gleichmäßig trainieren. Generell gilt: Ob das Training in Form von Walken, Wandern, Joggen, Gymnastik oder Rückenschule umgesetzt wird, ist ganz allein abhängig von Ihren Präferenzen. Wichtig ist nur, dass es eine Form der Bewegung sein sollte, die Ihnen Freude bereitet und die Sie gut in Ihren Alltag integrieren können.

Ausdauernd und kräftigend

Als Ausdauer- oder auch Kardiotraining bezeichnet man eine Form einer sich wiederholenden (zyklischen) Bewegung mit kontinuierlichen Elementen (dynamische Anteile), die über einen Zeitraum von mindestens 30 Minuten bei einer relativ niedrigen Herzfrequenz (55 bis 70 Prozent der maximalen Herzfrequenz) ausgeübt werden kann. Darunter fallen klassischerweise Aktivitäten wie das Joggen oder Walken, Wandern, Radfahren, Rudern oder Schwimmen. Wenn Sie mögen, können Sie aber auch etwas außergewöhnlichere Dinge wie Hula-Hoop-Tanzen als Ausdaueraktivität betreiben. Wichtig ist letztlich nur der beschriebene Herzfrequenzbereich.

Lange Zeit bestand die Ansicht, dass Sport vor allem ausdauerlastig sein muss, um für das Herz-Kreislauf-System Vorteile zu bieten. Doch die Kombination mit Kraftsport, der bisher ein eher schlechtes Image hatte, kann ebenfalls zu positiven Effekten führen. Dieses schlechte Image ist der Tatsache geschuldet, dass statische Krafteinsätze, wie wir sie vom Gewichtheben und Tragen von schweren Gegenständen kennen, aber auch azyklische Bewegungen wie abruptes Abstoppen und Sprinten, wie sie bei Ball- oder Schlagsportarten vorkommen, dafür sorgen, dass es zu einer Erhöhung des Gefäßwiderstandes in den peripheren Blutgefäßen und folglich zu einer Erhöhung des Blutdrucks kommt. Man kann sich das in etwa so vorstellen, als wenn jemand auf einen Gartenschlauch tritt und dadurch eine erhöhte Druckbelastung auf der entsprechenden Engstelle entsteht. Wenn wir uns statt des abgeklemmten Gartenschlauchs jetzt unser Gefäßsystem vorstellen, in dem sich durch statischen Krafteinsatz der periphere Widerstand erhöht, kommt es rückwirkend auch zu einer erhöhten Druckbelastung für unser Herz. Trotz dieses Effektes wird gezielt eingesetzter Kraftsport heute auch von Kardiologen empfohlen, denn die einzelnen Aspekte lassen sich nicht trennen. Insbesondere in Anbetracht der Tatsache, dass wir körperliche Fitness und Kondition immer als komplexes Zusammenspiel zwischen Lunge, Herz-Kreislauf und der

KRAFTSPORT LEICHT GEMACHT

Auch für Anfänger ist der Einstieg in Kraftsport ganz leicht. Probieren Sie es für wenige Minuten pro Tag aus.

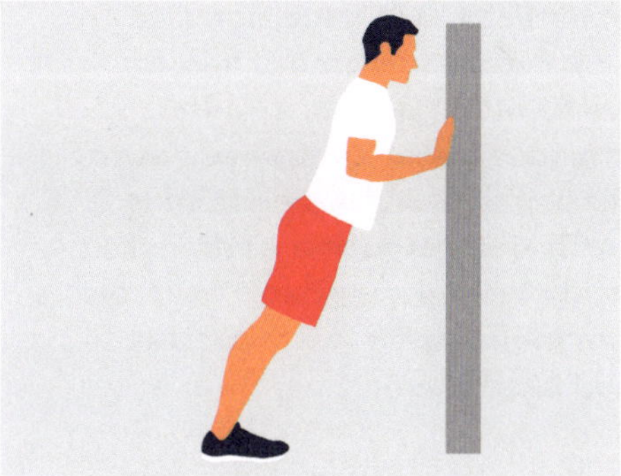

Wanddrücken: Hände etwas breiter als schulterbreit und auf Schulterhöhe gegen die Wand. Arme erst gestreckt. Langsam nach vorne beugen und dabei den Rücken gerade halten.

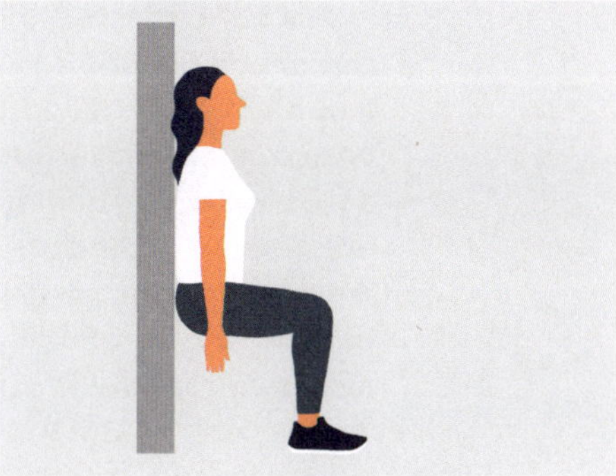

Wandsitzen: Füße hüftbreit aufstellen, die Knie im 90-Grad-Winkel, Arme hängen locker herab. Den gesamten Rücken und besonders den unteren Rücken fest gegen die Wand pressen. Halten.

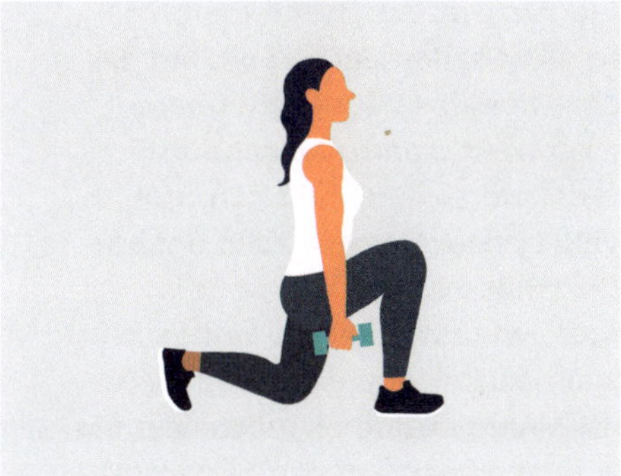

Ausfallschritt: Aus dem Stand einen großen Schritt nach vorne machen. Die Hüfte absenken, bis das hintere Knie dicht über dem Boden ist. Den Rücken und die Hüfte gerade halten. Bein wechseln.

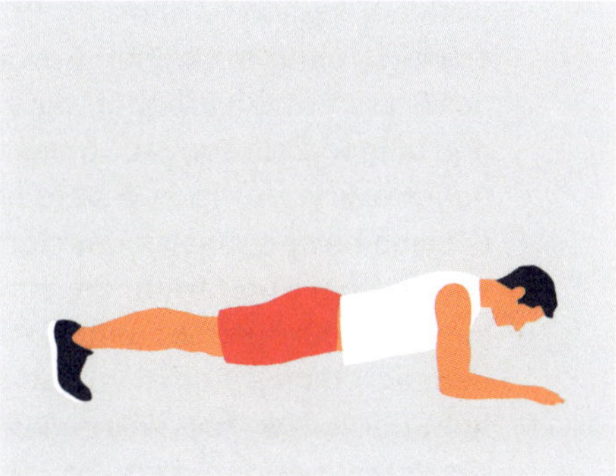

Unterarmstütz: Flach auf den Bauch legen. Die Ellenbogen unterhalb der Schulter aufsetzen, die Zehen aufsetzen und hochdrücken, bis der Körper eine gerade Linie bildet. Halten.

Muskulatur sehen sollten, wird deutlich, warum wir die Muskulatur nicht vernachlässigen dürfen. Spätestens ab dem 30. Lebensjahr beginnt der natürliche Muskelschwund, auch als Sarkopenie bezeichnet, und Krafttraining ist ein sehr probates Mittel, diesem entgegenzuwirken. Denn was nützt es uns, wenn wir einen starken Motor (Herz), aber ein marodes Fahrgestell (Muskelapparat) haben. Es geht bei der Empfehlung zum moderaten Krafttraining also weniger um ästhetische Aspekte als vielmehr um die Aufrechterhaltung eines gut funktionierenden Bewegungsapparates bis ins hohe Alter.

MUSKELAUFBAU BIS INS HOHE ALTER: Laut einer statistischen Erhebung sind 70 Prozent der über 70-Jährigen nicht in der Lage, ohne fremde Hilfe vom Boden oder aus einem tiefen Sessel aufzustehen. Genau deshalb sollte Krafttraining neben dem Ausdauertraining ein fester Bestandteil Ihrer Trainingsroutine werden. Die Weltgesundheitsorganisation (WHO) empfiehlt zusätzlich zu 150 bis 300 Minuten moderatem Ausdauertraining zweimal die Woche ein Krafttraining zu integrieren.

Für ein gelungenes Krafttraining reichen simple Übungen mit dem eigenen Körpergewicht wie etwa Ausfallschritte in unterschiedlichen Variationen. Bei intensiv ausgeübten Kraftsport kommt es im Gegensatz zu den Ausdauersportarten eher zu einer Druckbelastung statt einer Volumenbelastung für das Herz. Durch diese Druckbelastung werden die Herzhöhlen nicht größer, sondern die Herzwände eher dicker. Verstärkt wird dieser Effekt noch zusätzlich, wenn man, wie es bei Training mit hohen Gewichten nicht selten der Fall ist, mit einer Pressatmung arbeitet. Eine solche Druckbelastung, die über einen langen Zeitraum auf unser Herz einwirkt, kann zu einer sogenannten konzentrischen Verdickung der Herzwände führen, durch die sich beispielsweise das Schlagvolumen verkleinern kann. Insbesondere bei Sportarten, die sowohl eine intensive Ausdauer- als auch eine Kraftkomponente beinhalten, wie zum Beispiel Ruder- und Radsport, kommt es nicht selten zu der Ausbildung eines sogenannten Sportlerherzens. Wenn das Krafttraining allerdings moderat und regelmäßig erfolgt, kann es positive Auswirkung auf den Blutdruck und somit unsere Herzgesundheit haben.

Bei Herzpatienten ist Krafttraining in richtiger Dosierung und Methodik sicher und wirksam. Gerade auch für Patienten nach einer OP ist es sinnvoll, zum Ausdauertraining auch die Muskeln wieder aufzubauen. Aber auch vor anstehenden Operationen kann Training das Operationsrisiko teilweise deutlich senken. Je fitter Sie in eine Operation gehen, desto geringer ist das Risiko für Komplikationen.

Moderates und dynamisches Krafttraining wird mittlerweile als ein essenzieller Baustein von Fitnessprogrammen für Patienten mit Herzerkrankungen jeden Alters empfohlen. Eine Verbesserung der Muskelkraft und Ausdauer um 25 bis 100 Prozent ist für Frauen und Männer in jeder Altersgruppe möglich. Man spricht von einem moderaten Krafttraining, wenn man sich nicht komplett auspowert, sondern nur etwa 65 bis 75 Prozent der maximalen Herzfrequenz trainiert. Es empfiehlt sich zwei- bis dreimal wöchentlich ein Training von 20 bis 30 Minuten Dauer, um positive Effekte zu erzielen.

FINGER WEG VON ANABOLEN STEROIDEN: Mit Anabolika wächst nicht nur die gewünschte Muskelgruppe, sondern auch der Herzmuskel. Das kann bei langjährigem Missbrauch zu irreversiblen Folgeschäden führen. Dazu zählen eine krankhafte Herzwandverdickung und auch die erhöhte Gefahr von Herzinfarkten.

Vite, vite! Warum Schnelligkeit so wichtig für die Kondition ist

Während das Leben immer schneller wird, werden wir mit zunehmendem Alter immer langsamer. Schnelligkeit ist jedoch ein wichtiger Teilaspekt unserer Kondition und darf daher nicht vernachlässigt werden. In einer viel beachteten brasilianischen Präventionsstudie konnte gezeigt werden, dass bei älteren Menschen mit niedriger Schnellkraft das Sterberisiko deutlich höher liegt als bei denjenigen, die gute Schnellkraftwerte aufwiesen. Als Referenzübung zur Beurteilung der Schnellkraft wurde das aufrechte Rudern gewählt, bei dem ein Gewicht mit ausgestreckten Armen Richtung Kinn gezogen wird. Diese Bewegung ähnele der beim Hochheben von Einkäufen oder einem Enkelkind. Es kommt also auch darauf an, mit welcher Geschwindigkeit Sie Übungen ausführen. Eine höhere Geschwindigkeit erfordert eine größere körperliche Anstrengung und eine höhere Leistungsfähigkeit.

EINE EINFACHE ÜBUNG, mit der Sie daheim etwas für Ihre Schnellkraft, Ihre Ausdauer und damit für Ihre Kondition tun können, ist das Seilspringen. Durch die Sprünge mit möglichst kurzen Bodenkontaktzeiten wird die Schnellkraft der unteren Extremitäten auf spielerische Weise hervorragend trainiert. Zwei- bis dreimal pro Woche fünf Minuten Training reichen, um Ihre Schnellkraft bis ins hohe Alter aufrechtzuerhalten.

An der Beweglichkeit arbeiten

Mit dem vierten Teilaspekt der konditionellen Fähigkeiten, der Beweglichkeit, ist nicht nur die muskuläre Dehnbarkeit, sondern auch die Gelenkbeweglichkeit gemeint. Was nützt uns ein gut austrainiertes Herz und eine kräftige Muskulatur, wenn wir steif wie ein Stück Holz sind? Regelmäßiges Dehnen hält unseren Bewegungsapparat geschmeidig. Die Beweglichkeit ist eine wichtige Eigenschaft des Körpers, die für verschiedene Aspekte der Gesundheit und Leistungsfähigkeit entscheidend ist. Eine gute Beweglichkeit reduziert das Risiko von Verletzungen, verbessert die Körperhaltung, erhöht die Leistungsfähigkeit und die Durchblutung.

Das Aufwärmen vor dem Sport ist ebenso eine wichtige Maßnahme, um den Körper auf die bevorstehende körperliche Belastung vorzubereiten. Außerdem wird die Durchblutung verbessert, da durch die Aufwärmübungen mehr Sauerstoff und Nährstoffe zu den Muskeln transportiert werden. Das hilft, die Muskeln optimal zu versorgen und ihre Leistungsfähigkeit zu optimieren. Des Weiteren steigt durch das Aufwärmen die Körpertemperatur, was wiederum die Muskeln geschmeidiger macht und das Verletzungsrisiko verringert. Warme Muskeln sind elastischer und können sich besser dehnen. Durch Dehnen kann eine Verbesserung der Gelenkbeweglichkeit erzielt werden. Das verringert das Verletzungsrisiko insbesondere bei Sportarten, die schnelle Richtungswechsel oder starke Belastungen erfordern. Das Aufwärmen bietet auch eine Gelegenheit, sich mental auf die bevorstehende sportliche Aktivität einzustimmen. Ein effektives Aufwärmprogramm sollte dynamische Übungen umfassen, die den gesamten Körper einbeziehen. Dazu gehören beispielsweise leichte Cardio-Übungen wie Joggen oder Seilspringen,

DAS DEHNEN NICHT VERGESSEN

Der Mensch besitzt rund 640 Muskeln, die gedehnt sein wollen. Hier einige Übungen zum Ausprobieren.

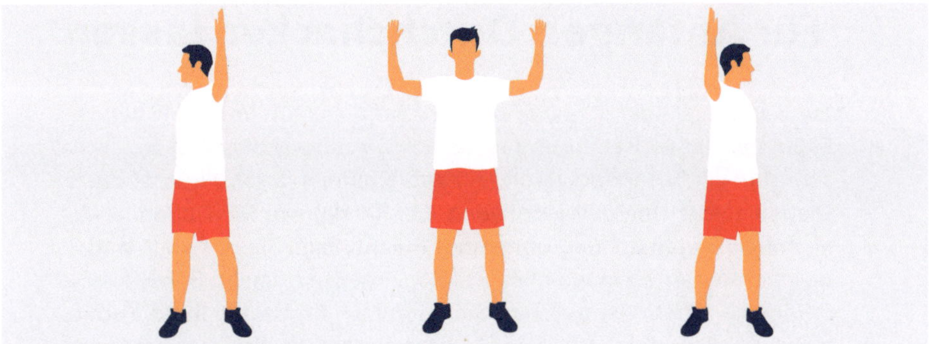

Drehung im Stehen: Stellen Sie die Beine hüftbreit auf und heben Sie Ihre Arme in einem rechten Winkel. Nun drehen Sie den Oberkörper (nicht das Becken!) nach rechts. Dann wieder nach vorne und zur anderen Seite. Machen Sie diese Übung 15 Mal.

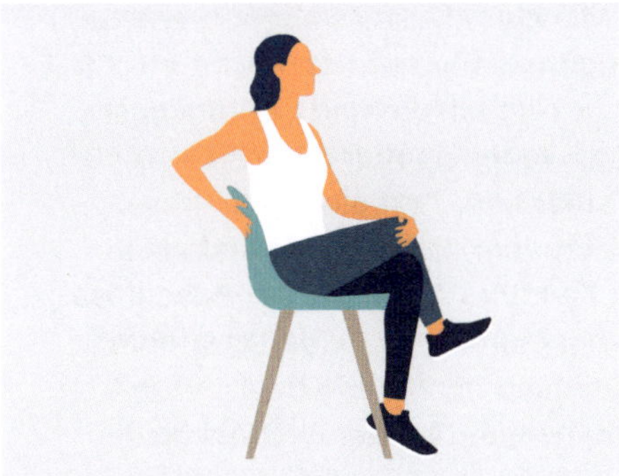

Drehung im Sitzen: Die Arme beim Einatmen nach oben strecken und mit der Ausatmung den Oberkörper nach links drehen. Eine Hand ruht auf dem Bein und eine auf der Stuhllehne. Für 5 Atemzüge hier verweilen. Mit dem nächsten Atemzug nach rechts drehen und hier 5 weiteren Atemzüge halten.

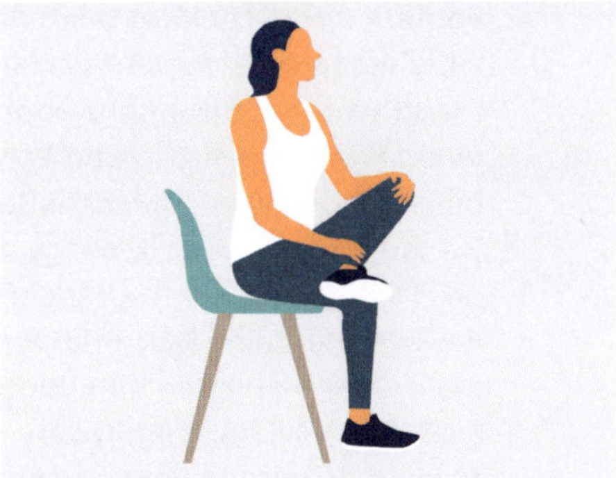

Hüftdehnung im Sitzen: Im Sitzen ruht das rechte Unterbein auf dem linken Oberschenkel. Den Oberkörper aufrecht leicht Richtung Beine neigen, bis eine Dehnung im Bereich Hüfte spürbar ist. Für 5 tiefe Atemzüge halten. Dann zum anderen Bein wechseln.

leichte Mobilitätsübungen, dynamische Dehnübungen und sportartspezifische Bewegungen in niedriger Intensität. Das Aufwärmen sollte in der Regel etwa 10 bis 15 Minuten dauern und den individuellen Bedürfnissen und Anforderungen des Sports angepasst werden. Das Aufwärmen vor dem Sport sollte ein wichtiger Teil der Sportroutine sein, unabhängig von der Art der Aktivität. Es hilft, Verletzungen zu vermeiden, um die sportliche Leistung zu verbessern.

Für Anfänger: Durchchecken lassen

Für Sporteinsteiger ist es empfehlenswert, sich im Vorfeld regelmäßiger sportlicher Betätigung von einem Arzt durchchecken zu lassen. Das gilt besonders dann, wenn Sie bereits unter Bluthochdruck, Diabetes oder Übergewicht leiden. Für herzkranke Menschen ist eine solche Untersuchung unbedingt Pflicht. Falls Sie unsicher sind, welche Sportarten in welcher Trainingsintensität (siehe S. 59) für Sie infrage kommen, dann ziehen Sie doch hier am besten Ihren Kardiologen oder Hausarzt zu Rate. Manchmal ist auch die Erstellung eines individuell abgestimmten Trainingsplans empfehlenswert.

Die Deutsche Gesellschaft für Sportmedizin und Prävention (DGSP) empfiehlt jedem zwischen 12 und 25 sowie über 65, der intensiver Sport beginnen oder wiedereinsteigen möchte, unbedingt vorher einen Check-up beim Arzt. Manchmal gibt es angeborene Gesundheitsprobleme oder Erkrankungen, die bisher noch nicht bemerkt wurden. Bei einem Sport-Check-up bekommen Sie zunächst einen Fragebogen zu Ihren Lebensgewohnheiten und Ihrer Krankheitsvorgeschichte, anschließend erhebt der Arzt eine Anamnese.

Außerdem ist es wichtig, den Arzt über plötzliche Todesfälle in der Familie und deren Ursachen in Kenntnis zu setzen. Im Anschluss daran erfolgt eine Blutdruckmessung, ein EKG im Ruhezustand und bei einigen Patienten eine Blutuntersuchung oder ein Belastungs-EKG. Ein solches sollte jeder vornehmen lassen, der älter als 65 Jahre ist. Bei Tauchsportlern wird auch noch eine Lungenfunktionsprüfung vorgenommen.

Wie wir gesehen haben, liegt das Geheimnis also in einer optimalen Kombination von Kraft- und Ausdauertraining. Erst aus dem Zusammenspiel beider Trainingsarten ergibt sich ein Trainingseffekt, der Ihr Herz wirklich fitter macht. Dabei ist allerdings eine gute Belastungsteuerung von erheblicher Bedeutung.

Das richtige Training

Alle Theorie bleibt grau ohne Praxis. Wie Sie die theoretischen Grundlagen praktisch umsetzen können.

Sie kennen das mit dem inneren Schweinehund: Nichts ist schwieriger als der Sprung von „Ja, klingt sinnvoll" zu „Ja, ich mach das jetzt". Generell gilt: Sie müssen nicht gleich in die Vollen gehen. Fangen Sie langsam an, probieren Sie verschiedene Sportarten aus, um das zu finden, was Ihnen Spaß macht. Das gute Gefühl verstärkt den Trainingseffekt gleich nochmal.

Das richtige Training hängt natürlich von individuellen Zielen, Vorlieben und körperlichen Voraussetzungen ab. Es gibt jedoch einige grundlegende Prinzipien, die für ein effektives Training gelten. Achten Sie auf Vielfalt. Ein abwechslungsreiches Training, das verschiedene Trainingsmethoden und Übungen umfasst, ist wichtig, um den gesamten Körper zu trainieren.

Um Fortschritte zu erzielen, ist es außerdem wichtig, das Training schrittweise zu steigern, die Intensität des Gewichts, der Wiederholungszeiten oder die Trainingsdauer. Eine langsame und kontrollierte Steigerung ermöglicht es dem Körper, sich anzupassen und stärker zu werden, während das Verletzungsrisiko minimiert wird. Ein maßgeschneidertes Training, das auf Ihre Bedürfnisse zugeschnitten ist, ist effektiver und sicherer als ein generisches Trainingsprogramm. Es kann sinnvoll sein, mit einem qualifizierten Trainer oder Fachexperten zusammenzuarbeiten, um ein auf Sie abgestimmtes Trainingsprogramm zu entwickeln.

Außerdem ist Kontinuität der Schlüssel zu langfristigen Ergebnissen. Versuchen Sie eine Trainingsroutine zu etablieren, die zu Ihrem Leben passt und realistisch umsetzbar ist. Vergessen Sie außerdem nicht, Ihrem Körper ausreichend Zeit zur Erholung zu geben. Das Muskelgewebe benötigt Zeit, um sich nach dem Training zu regenerieren und stärker zu werden. Planen Sie daher Ruhe und Erholungstage in ihr Trainingsprogramm ein, um Verletzungen und Überlastungen zu vermeiden. Es ist wichtig zu beachten, dass das ideale Training für jeden individuell unterschiedlich sein kann. Faktoren wie Alter, Fitnesslevel, Gesundheitszustand und persönliche Präferenzen sollten berücksichtigt werden.

MIT IHRER GESUNDHEIT IST NICHT ZU SPASSEN: Falls Sie beim Training einen starken Druck im Brustbereich, Rücken oder Hals verspüren oder unter Atemnot leiden, sollten Sie unbedingt sofort einen Arzt kontaktieren. Sollte der Zustand länger als fünf Minuten andauern, ist es ratsam, direkt den Notarzt zu rufen.

Sie profitieren auf vielen Ebenen

Das effektivste Training ist das, welches wir stetig und über einen langen Zeitraum ausüben. Denn nur dann können wir die erwünschten positiven Effekte für unser Herz erzielen. Die Deutsche Herzstiftung empfiehlt beispielsweise ein regelmäßiges Ausdauertraining. Dieses sollten Sie täglich mindestens 30 Minuten ausführen und das dann möglichst fünfmal pro Woche. Natürlich ist es möglich, dieses Training jeden Tag in mehrere kleinere Einheiten von 5 bis 15 Minuten zu unterteilen. Eine Studie von 2015 zeigte, dass Menschen, die nur 15 Minuten pro Tag oder insgesamt 90 Minuten pro Woche moderat-intensiven Sport betrieben, eine 14 Prozent geringere Sterblichkeitsrate hatten, als diejenigen, die keinen Sport betrieben.

Regelmäßiger Sport verbessert die Gesundheit des Herz-Kreislauf-Systems, indem er das Risiko von Herzerkrankungen, Schlaganfällen und Herzinfarkten verringert. Durch regelmäßige Bewegung wird das Herz gestärkt, der Blutdruck gesenkt, die Durchblutung gefördert und der Cholesterinspiegel verbessert. Sollten Sie noch Kraft und Ausdauer für ein ausgedehnteres Training haben, senkt jede weitere Viertelstunde das Risiko um weitere vier Prozent. Falls Sie bereits zu den Menschen gehören, die sogar bis zu einer Stunde täglich trainieren, haben Sie Ihr Sterberisiko fast zur Hälfte reduziert.

Studien zeigen: Menschen, die ihr ganzes Leben regelmäßig und viel Ausdauersport betrieben haben, sind weniger anfällig für Infektionen und chronische Entzündungen. Da durch regelmäßige Bewegung der Stoffwechsel verbessert wird, kann der Körper Entzündun-

SIE HABEN DIE WAHL

Es muss nicht immer Joggen sein: Sie können aus zahlreichen Sportarten in unterschiedlichen Anspruchslevels aussuchen.

	GESCHICKLICHKEIT	KRAFT	KOMBINIERT	AUSDAUER
NIEDRIG	– Golf – Kegeln/Bowling – Boules/Boccia – Curling	– Diskuswurf (Freizeit) – Kugelstoßen (Freizeit) – Alpiner Skilauf (Freizeit)	– Fußball (Freizeit) – Basketball (Freizeit) – Handball (Freizeit)	– Joggen (Freizeit) – Wandern – Schwimmen (Freizeit)
MITTEL	– Tischtennis – Segeln – Anderer Segelsport – Pferdesport	– Kurzstreckenlauf – Kugelstoßen (Leistung) – Diskus (Leistung) – Alpiner Skilauf (Leistung) – Kampfsport wie Judo/Karate	– Volleyball – Tennis (Doppel)	– Gehen – Joggen (Mittel-/Langstrecke) – Tanzen
HOCH		– Gewichtheben – Ringen – Boxen	– Eishockey – Hockey – Fechten – Tennis (Einzel) – Wasserball – Fußball (Leistung) – Basketball (Leistung) – Handball (Leistung)	– Radsport (Straße) – Schwimmen (Mittel-/Langstrecke) – Inline-Skating (Langstrecke) – Rudern – Kanufahren – Marathon – Biathlon – Triathlon

gen besser kontrollieren und Infektionen abwehren. Darüber hinaus werden durch regelmäßigen Sport natürliche Killerzellen aktiviert und auch das Diabetesrisiko sinkt, denn Muskeln sind wahre Zuckerfresser. Bereits zweieinhalb Stunden Spazierengehen pro Woche an der frischen Luft verringerten bei gesunden Menschen das Diabetesrisiko um sage und schreibe 30 Prozent.

Kontinuität schlägt Intensität

Die gute Nachricht ist: Es braucht gar nicht viel Training, um positive Gesundheitseffekte zu erzielen. Wenn Sie es schaffen, fünf bis zehn Minuten am Tag langsam zu joggen oder schnell zu laufen, reduzieren Sie bereits ihr Risiko, an einer Herz-Kreislauf-Erkrankung zu sterben, um fast zwei Drittel. Damit die regelmäßige sportliche Aktivität ein dauerhafter und selbstverständlicher Teil Ihres Lebensalltags werden kann, sollten Sie sich immer vor Augen führen, dass es sich dabei nicht um einen Sprint, sondern um einen Marathon handelt. Neben der Kontinuität ist also auch die richtige Intensität ausschlaggebend. Denken Sie auch daran, dass sich bereits positive Effekte einstellen, wenn Sie öfter mal die Treppe nehmen statt den Fahrstuhl. Übrigens: Kontinuierlich ja, unverantwortlich nein! Wenn Sie Husten, Schnupfen, Heiserkeit oder gar Fieber verspüren, sich grippig fühlen oder wenn sonstige akute Erkrankungen vorliegen, pausieren Sie auf jeden Fall und beginnen erst wieder, nachdem Sie vollständig auskuriert sind. Fragen Sie gegebenenfalls Ihren Arzt.

Die passende Intensität finden

Wie Sie gesehen haben, geht es zunächst einmal vor allem darum, am Ball zu bleiben. Darüber hinaus müssen Sie sich Gedanken darüber machen, wie die richtige Intensität Ihres Trainings aussieht. Insbesondere am Anfang sollte der überwiegende Teil des Trainings im Grundlagenbereich erfolgen. Als Grundlagentraining bezeichnet man das, welches in einem Herzfrequenzbereich absolviert wird, der bei 50 bis 70 Prozent der maximalen Herzfrequenz liegt. Der Grundlagenbereich bezieht sich auf den Teil des Trainings, in dem grundlegende Fähigkeiten und Eigenschaften entwickelt werden, um ein solides Fundament für weiterführende Trainingsziele zu legen. In dieser Phase werden allgemeine motorische Fähigkeiten, körperliche Fitness und technische Grundlagen trainiert.

Für die Intensität des Trainings lassen sich fünf verschiedene Zonen definieren, in denen jeweils unterschiedliche Effekte auf Ihre körperliche Leistungsfähigkeit entstehen. Das geht von einer sehr leichten Trainingsschwierigkeit über die Stufen „leicht", „mittel" und „intensiv" bis hin zu „maximal", was für den durchschnittlichen Trainierenden, der nur seinem Herzen etwas Gutes tun will, nicht das Ziel sein muss. Gemessen wird die Intensität über die Herzfrequenz, die von 50 bis 60 Prozent bei „sehr leichtem" Schwierigkeitsgrad immer höher bis 100 Prozent auf der Maximalebene geht. Das sehr leichte Level entspricht dabei einfach der Gesundheitszone und hat entsprechend nichts anderes als die Förderung der Gesundheit zum Ziel. Beim leichten Level befinden Sie sich bereits in der Fettverbrennungszone, es kommt zu einer Aktivierung des Fettstoffwechsels und einer Verbesserung der Grundlagenausdauer. Der Sprung zum aeroben Training auf dem mittleren Level (70 bis 80 Prozent) geht mit einer Verbesserung der aeroben Fitness und einer Verbesserung der Ausdauerleistungsfähigkeit einher. Auf dem intensiven Level (80 bis 90 Prozent) sprechen wir dann von anaerobem Training, das zu einer Verbesserung der Laktattoleranz führt und ein Training für maximalen Leistungszuwachs ist. „Maximal" schließlich bedeutet schlicht „Wettkampfzone", also eindeutig im Leistungssportbereich.

Heißt das jetzt, dass man nur mit Herzfrequenzmessung trainieren darf? Nein, natürlich nicht. Als Faustregel gilt immer noch die Devise „Laufen ohne zu schnaufen".

DIE BALANCE FINDEN: Gerade im Freizeitsport wird oft für den Grundlagenbereich zu intensiv trainiert und für den intensiven Bereich nicht intensiv genug, um die gewünschten positiven Effekte zu erzielen. Denn für viele ist ein Training nur dann befriedigend, wenn sie richtig außer Atem geraten und sich ausgepowert fühlen. Das kann aber schnell in die Überlastungsfalle führen.

Eine Überlastungsfalle entsteht, wenn eine Person ihr Training oder ihre körperliche Aktivität übermäßig steigert, ohne ausreichende Erholungsphasen einzuplanen. Dies kann zu einer anhaltenden Belastung des Körpers führen. Das hat verschiedene negative Auswirkungen wie etwa Verletzungen, Muskelermüdungen, Leistungsabfall

IHR TRAININGSPLAN

Steigen Sie ein in Ihr Herz-Fitness-Programm! Zum Start reichen oft schon 5 bis 10 Minuten pro Tag.

	WOCHE 1 – 2	WOCHE 3 – 4	WOCHE 5 – 6	WOCHE 7 – 12
MO	5 – 10 Min.	10 – 20 Min.	20 – 30 Min. + Krafttraining	30 Min. + Krafttraining
DI	5 – 10 Min.	10 – 20 Min.	20 – 30 Min.	30 Min.
MI	5 – 10 Min.	10 – 20 Min.	20 – 30 Min. + Krafttraining	20 Min. Intervall-training
DO	5 – 10 Min.	10 – 20 Min.	PAUSE	PAUSE
FR	5 – 10 Min.	10 – 20 Min.	20 – 30 Min.	30 Min. + Krafttraining
SA	5 – 10 Min.	10 – 20 Min.	20 – 30 Min. + Krafttraining	30 Min.
SO	5 – 10 Min.	10 – 20 Min.	20 – 30 Min.	30 Min. + Krafttraining

oder ein überlastetes Immunsystem. Das gilt es zu vermeiden. Der Benefit eines moderaten Ausdauertrainings im Grundlagenbereich ist unbestritten. Nur auf dieser Grundlage sollten dann gezielte intensivere Einheiten (z. B. in Form von Intervallen, bei denen Sie teilweise bis an die maximalen Herzfrequenz kommen) wohl dosiert und in gut regeneriertem Zustand erfolgen.

Nehmen Sie sich einen Zeitraum von zwölf Wochen vor. In den ersten zwei Wochen machen Sie jeden Tag nur fünf bis zehn Minuten kontinuierliches und moderates Ausdauertraining. In der dritten und vierten Woche erhöhen Sie den Umfang des Ganzen auf 10 bis 20 Minuten täglich. In Woche fünf und sechs wird es spannend, denn Sie verlängern nicht nur die Zeit auf 20 bis 30 Minuten, sondern nehmen einen Anteil Krafttraining mit dazu, dessen genauer Anteil von Alter, Geschlecht und Fitnesszustand abhängt. Dafür dürfen Sie jetzt, beispielsweise in der Mitte der Woche, einen Pausentag einlegen. Ab Woche sieben wird voll durchgezogen. Der Pausentag bleibt zwar, doch sind jetzt 30 Minuten gefordert und Sie bauen einen Tag mit 20 Minuten Intervalltraining ein.

Sport auch mit Vorerkrankungen möglich

Sport ist auch für das kranke Herz möglich und kann es sogar bei seiner Regeneration unterstützen.

In vielen Fällen ist Sport trotz Herzerkrankungen möglich und wird sogar empfohlen. Regelmäßige körperliche Aktivität kann bei vielen Herzerkrankungen von großem Nutzen sein, einschließlich koronarer Herzerkrankung, Herzinsuffizienz und bestimmter Herzklappenerkrankungen. Sport kann dazu beitragen, die körperliche Leistungsfähigkeit zu verbessern, das Risiko für weitere Komplikationen zu verringern, die Lebensqualität zu steigern und das allgemeine Wohlbefinden zu fördern. Es ist jedoch wichtig, dass Sie vor Beginn einer sportlichen Aktivität eine medizinische Beratung einholen. Ein Kardiologe oder spezialisierter Sportmediziner kann Ihre individuelle Situation bewerten und Empfehlungen geben, welche Art von Sport für Sie geeignet ist und welche Vorsichtsmaßnahmen zu treffen sind. In einigen Fällen kann es notwendig sein, den Sportplan individuell anzupassen und bestimmte Aktivitäten zu meiden. Auch die Intensität und Dauer des Trainings können je nach Schwere der Herzerkrankung angepasst werden.

Eine kontinuierliche Überwachung während des Trainings und regelmäßige Kontrolluntersuchungen sind wichtig, um Ihren Gesundheitszustand zu überwachen und sicherzustellen, dass das Training angemessen ist. Es ist wichtig, Anzeichen und Symptome von Überlastung oder Verschlechterung der Herzerkrankung während des Trainings zu erkennen und zu beachten. Dazu gehören Schmerzen in der Brust, ungewöhnliche Atemnot, starkes Herzklopfen oder anhaltende Müdigkeit. Wenn solche Symptome auftreten, sollte das Training sofort abgebrochen und ärztliche Hilfe in Anspruch genommen werden. Die individuelle Beurteilung durch einen medizinischen Fachmann ist entscheidend, um die Sicherheit und Wirksamkeit von sportlichen Aktivitäten bei Herzerkrankungen zu gewährleisten. Mit einer angemessenen Anpassung des Trainingsplans und regelmäßiger Überwachung ist Sport eine sichere und effektive Maßnahme zur Förderung der Gesundheit bei Herzerkrankungen.

Auch wenn der präventive Nutzen von Sport und regelmäßigem körperlichem Training unbestritten ist, hört man immer wieder von tragischen Todesfällen aufgrund eines Herzstillstandes im Rahmen von Freizeitsportaktivitäten. Ein wichtiger Punkt ist, dass Todesfälle beim Sport nicht durch den Sport an sich verursacht werden, sondern dass stets durch die körperliche Anstrengung eine zugrunde liegende (oder bis dahin nicht bekannte) Erkrankung demaskiert wird. Das heißt im Umkehrschluss: Ein gesundes Herz hält nicht nur der Beanspruchung einer maximalen Belastung stand, sondern wird vielmehr durch diese auf Dauer gestärkt.

Die zugrundeliegenden kardialen Vorerkrankungen, die für plötzliche Todesfälle bei Sport ursächlich sind, unterscheiden sich zwischen den jüngeren (unter 35 Jahre) und älteren Sporttreibenden (über 35 Jahre) erheblich. Bei den unter 35-Jährigen sind die ursächlichen Vorerkrankungen recht breit gefächert und gleichmäßig verteilt. Sie reichen von angeborenen Herzwandverdickungen über angeborene Anomalien der Herzkranzgefäße und angeborene Herzreizleitungsstörungen (Herzrhythmusstörungen) bis hin zu erworbenen Herzmuskelentzündungen (Myokarditiden). Bei den älteren Sportlern ist die mit mehr als 80 Prozent häufigste zugrunde liegende kardiale Vorerkrankung die koronare Herzerkrankung. Vielfältiger Sport im Alter ist nichtsdestotrotz sinnvoll. Eine Kombination von Ausdauer, Kraft, Beweglichkeit und Koordination hält das Herz jung. Wenn Sie Medikamente einnehmen, besprechen Sie mit Ihrem Arzt, inwieweit Einnahmezeitpunkt und Dosis auf Ihre sportlichen Aktivitäten abzustimmen sind.

Auf jeden Fall erst zum Arzt

Grundsätzlich gilt: Je inaktiver der Lebensstil, desto höher ist die Wahrscheinlichkeit, dass eine kardiale Vorerkrankung bei sportlicher Aktivität aufgedeckt wird. Insbesondere inaktive Menschen sollten sich vor Aufnahme einer sportlichen Aktivität kardiologisch untersuchen lassen. Das gilt auch für diejenigen, die zwar in der Jugend und im frühen Erwachsenenalter viel Sport getrieben haben, dann aber im Laufe der beruflichen Entwicklung inaktiv wurden und das Leben „genossen" haben, wie es immer so schön heißt. Dabei ist besonders die Beurteilung des individuellen kardiovaskulären Risikoprofils entscheidend. Nicht selten kommt es vor, dass sich schlanke Menschen, die nie geraucht haben, in falscher Sicherheit wähnen. Denn auch diese Menschen können, etwa aufgrund nicht sofort ersichtlicher Risikofaktoren wie Bluthochdruck und deutlich erhöhten Cholesterinwerten, ein größeres kardiovaskuläres Risikoprofil aufweisen. Wir wissen, dass ein erhöhter Cholesterinwert und auch erhöhte Blutdruckwerte (zumindest solange sie nicht deutlich erhöht sind) nicht wehtun. Sie können aber auf Dauer unserem Gefäßsystem und insbesondere den Herzkranzgefäßen viel Schaden zufügen. Wichtig dabei ist zu wissen, dass kardiovaskuläre Risikofaktoren sich nicht addieren, sondern multiplizieren. Sollten Sie also bereits einen oder mehrere Risikofaktoren haben, dann achten Sie bitte darauf, dass es nicht mehr werden.

Die Frage, wie weit ein Check-up vor Trainingsbeginn gehen sollte, wird von Sportkardiologen kontrovers diskutiert. Die Empfehlungen unterscheiden sich hier erheblich. In Deutschland hat man sich auf folgende Vorgehensweise geeinigt: Als Grundlage sollte eine ausführliche Anamnese mit Erfragung der kardiovaskulären Risikofaktoren und ein Ruhe-EKG durchgeführt werden. Sollten sich dabei Anhaltspunkte für ein erhöhtes Risikoprofil ergeben, sind weitere Untersuchungen wie Belastungs-EKG und Echokardiografie (eine Ultraschalluntersuchung des Herzens) angezeigt.

Grundsätzlich gilt, dass auch für Menschen mit bereits vorhandener Herzerkrankung regelmäßige körperliche Aktivität ein elementarer Bestandteil der kardiologischen Nachsorge darstellt. Was aber ist zu beachten, wenn bereits eine kardiale Erkrankung diagnostiziert wurde? Bei Menschen mit Vorerkrankungen am Herz ist die Beurteilung ihrer Belastbarkeit sehr wichtig. Denn nur so kann eine sinnvolle Risikovermeidung während körperlicher Aktivität, Sporttherapie oder Sport stattfinden.

DEN EIGENEN WEG FINDEN: Die Europäische Gesellschaft für Kardiologie (ESC) hat zu jeder kardialen Vorerkrankung Empfehlungen zur Intensität, Dauer und auch Häufigkeit in Bezug auf die Verordnung des „Medikaments" Sport formuliert. Jedoch wird betont, dass es sich immer um eine individuelle Entscheidungsfindung handelt, der eine fachliche Diagnosestellung mit einer ausführlichen Risikobeurteilung vorausgegangen ist.

Diese Entscheidungsfindung sollte immer auch die Wünsche des Patienten berücksichtigen. Man bezeichnet das auch als „shared decision-making", in Abkehr von der früheren ärztlichen, eher paternalistischen geprägten Entscheidungsfindung. Ziel dieser Entscheidungsfindung sollte immer sein, den Patienten nicht vom Sport abzuhalten, sondern ihn fest in die Wahl der passenden sportlichen Betätigung einzubinden.

Angebot von Herzsportgruppen

Der Zweck von Herzsportgruppen ist es, den Teilnehmern die Möglichkeit zu geben, regelmäßig Sport zu treiben und ihre körperliche Fitness zu verbessern. Das Training in Herzsportgruppen ist individuell auf die Bedürfnisse und Fähigkeiten der Teilnehmer abgestimmt und kann verschiedene Aktivitäten wie Ausdauertraining, Krafttraining und Beweglichkeitsübungen umfassen. Die Vorteile dieser Gruppen liegen darin, dass sie ein unterstützendes und motivierendes Umfeld bieten, in dem sich die Teilnehmer mit anderen Menschen austauschen können, die ähnliche Erfahrung mit Herzerkrankungen gemacht haben. Die regelmäßige Überwachung durch medizinisches Fachpersonal stellt sicher, dass das Training nicht schadet und individuell angepasst wird, um das Risiko von Komplikationen zu minimieren. Gruppen können auch dazu beitragen, Ängste und Unsicherheiten im Zusammenhang mit körperlicher Aktivität nach einer Herzerkrankung abzubauen. Durch die Teilnahme können Menschen mit Herzerkrankungen ein aktives und gesundes Leben führen und ihre Lebensqualität verbessern.

Damit die Krankenkasse die Kosten für die Herzsportgruppe übernimmt, muss eine ärztliche Verordnung vorliegen. Oftmals ist die Kostenübernahme auf eine bestimmte Anzahl von Sporteinheiten begrenzt. Bitte informieren Sie sich dazu im Vorfeld bei ihrer Krankenkasse. Sowohl Ihr behandelnder Arzt als auch Ihre Krankenkasse kann sie über Herzsportgruppen in ihrer Nähe informieren. Gesundheitsämter und Patientenorganisationen unterstützen ebenfalls.

Tipps für Ihre Motivation

Aller Anfang ist schwer. Aber einige Tricks helfen Ihnen, damit es dauerhaft mit dem Sport klappt.

Das größte Problem ist in der Regel das Anfangen, das gilt beim Sport wie bei vielen anderen Dingen. Daher gibt es hier ein paar Tipps, wie Sie langsam, aber trotzdem sicher zum regelmäßigen Sportler werden und Ihrem Herzen damit einen großen Gefallen tun können. Wie können Sie es schaffen, körperliche Aktivität oder Sport zu einer dauerhaften Lebensgewohnheit werden zu lassen?

Phase 1: Starten Sie mit nur einer Minute am Tag

Ihr Ziel sollte sein, Sport und Bewegung zu einer täglichen Selbstverständlichkeit wie Zähneputzen und Waschen werden zu lassen. Wenn Sie es schaffen, durch Mikroveränderungen eine gesunde Gewohnheit auf Dauer zu einem Automatismus werden zu lassen, müssen Sie Ihre Willenskraft (siehe S. 164) nicht überstrapazieren. Es ist wichtig, die Einstiegshürde für solche nachhaltigen Lebensstilveränderungen sehr niedrig zu halten. Wir wollen also erst unser Gehirn trainieren, bevor wir unseren Körper trainieren.

Wie kann das konkret aussehen? Beginnen Sie damit, täglich lediglich eine Minute eine Form einer körperlichen Ertüchtigung durchzuführen. „Lächerlich", denken Sie? Genau das ist die Intention: Denn eine Minute täglich beispielsweise Gymnastik auszuüben oder auf der Stelle zu gehen (Ihrer Kreativität sind hier keine Grenzen gesetzt), sollte Sie keine oder zumindest nur sehr wenig Überwindung kosten. Dieses Miniprogramm ziehen Sie eine Woche lang durch und steigern es in der nächsten Woche auf 5 Minuten täglich, getreu dem englischen Motto: „Start low, go slow!"

KLEIDUNG BEIM SPORT: Sie sollte funktionell sein, es kommt nicht vorrangig auf die Optik an. Guter Luftaustausch ist wichtig und eine Abstimmung auf die Witterung. Warme, windabweisende Kleidung ist bei Kälte wichtig, sie sollte auch durchlässig für Feuchtigkeit sein, um Schweiß abzuleiten.

Natürlich können Sie jetzt noch keine nennenswerten Veränderungen für Ihre Herzgesundheit erwarten. Darum geht es in dieser Phase auch nicht, sondern vielmehr darum, „Pfade in unserem Hirn" zu kreieren, die zur Etablierung langfristiger Lebensstilveränderungen unumgänglich sind. Sind diese „Pfade" nämlich erst einmal vorhanden, laufen die neuen Gewohnheiten auf Autopilot, ohne den aufreibenden Kampf mit dem auf Dauer unschlagbaren Schweinehund führen zu müssen.

Ein Tipp, um die „Einstiegshürde" niedrig zu halten, ist die zwanglose Integration der körperlichen Aktivität in Ihren Alltag. Anders gesagt: Halten Sie die sogenannten Weg- und Rüstzeiten möglichst kurz. Kombinieren Sie beispielsweise Ihren Arbeitsweg mit

6 TIPPS FÜR ANFÄNGER

Kleine Trainingsfehler können der Gesundheit ordentlich schaden. Aber sie lassen sich von Beginn an einfach vermeiden.

- Trinken Sie beim Training ausreichend Wasser, um den Flüssigkeitsverlust durch das Schwitzen auszugleichen und den Kreislauf zu unterstützen!

- Achten Sie darauf, Ihren Körper aufzuwärmen, bevor Sie in die Pedale treten oder mit dem Joggen beginnen! Die Muskulatur, die Bänder, die Gelenke und auch das Herz-Kreislauf-System benötigen eine Vorbereitung auf die Belastung. Durch Aufwärmübungen wird Ihre Muskulatur besser mit Sauerstoff und Nährstoffen versorgt und dadurch zirkuliert das Blut schneller im Körper.

- Achten Sie beim Training darauf, dass Sie zwar ins Schwitzen kommen, aber sich beispielsweise mit Ihrem Trainingspartner noch unterhalten könnten, denn dann ist die Trainingsintensität genau richtig.

- Achten Sie auf die richtige Kleidung, denn Ihr Körper sollte weder auskühlen noch überhitzen. Gleichfalls immer auf Sonnen- und Regenschutz achten.

- Treiben Sie keinen Sport, wenn Sie unter einer Erkältung leiden oder Fieber haben, denn das kann zu einem Rückfall oder schlimmstenfalls zu einer Herzmuskelentzündung (Myokarditis) führen. Daher lassen Sie die Krankheit ausklingen und geben sich darüber hinaus noch zwei bis sieben Tage Zeit oder besprechen Sie sich mit Ihrem Arzt.

- Hören Sie auf Ihren Körper. Wenn Ihnen Ihr Körper signalisiert, dass er eine Pause braucht, gönnen Sie sich diese bitte auch. Wenn Sie nach dem Sporttreiben über Muskelkater klagen, sollten Sie so lange pausieren, bis dieser wieder verschwunden ist.

- Zusatztipp – Puls richtig checken: Suchen Sie die Arterie am Hals. Verwenden Sie Ihren Zeigefinger und zählen Sie den Puls für 15 Sekunden, multiplizieren Sie dann mit 4, um die Anzahl der Schläge pro Minute zu erhalten. Drücken Sie nicht zu fest, da dies den Blutfluss beeinträchtigen und den Puls ungenau machen kann. Notieren Sie den Puls, wenn Sie ihn überwachen möchten. Wenn Sie den Puls im Zusammenhang mit einer körperlichen Aktivität oder einem medizinischen Zustand überwachen, ist es wichtig, den Puls regelmäßig zu überprüfen und die Ergebnisse aufzuzeichnen.

Sport, Indem Sie mit dem Fahrrad statt mit dem Auto zur Arbeit fahren. Wem das als Einstiegshürde zu viel sein sollte, könnte damit beginnen, sein geliebtes Auto bewusst fünf Minuten weiter entfernt von der Arbeitsstelle zu parken und dies Woche für Woche um eine Gehstrecke von weiteren fünf Minuten zu verlängern. Diese Taktik der kleinen Schritte lohnt sich. Viele Menschen überschätzen, was sie in einem Monat erreichen können und unterschätzen gleichzeitig, was sie in einem Jahr erreichen können. Informieren Sie Familie, Freunde und Partner. So können Sie Unterstützung erfahren und wer weiß – vielleicht findet sich ja sogar ein Laufpartner oder jemand, der mit Ihnen Kurse im Fitnessstudio belegt. Denn generell schaffen wir oftmals Dinge besser zusammen und halten dran fest. Umfragen haben übrigens ergeben, dass es günstig für die Motivation ist, in ein Fitnessstudio um die Ecke zu gehen. Je weiter der Weg, desto schneller verliert sich die Motivation.

Phase 2: Langsam, aber kontinuierlich steigern

Falscher Ehrgeiz kann einige negative Effekte haben. Wenn Sie sich also direkt vornehmen, einen Marathonlauf zu bestreiten, ist das der falsche Weg. Es geht darum, kontinuierlich Ihr Programm zu steigern, denn sonst geht es unter anderem auf Ihre Sehnen, Bänder und Knorpel. Bei diesen handelt es sich um schlecht durchblutetes Gewebe, eine zu schnelle Steigerung des Pensums kann zu Schmerzen bis hin zu Spontanbrüchen führen.

Empfohlen wird meistens der Start mit drei Einheiten pro Woche, die nicht länger als 20 Minuten dauern sollten. Achten Sie hier auch darauf, dass Sie mit den Übungen oder der Laufstrecke variieren. Ihr Körper mag Abwechslung und das Schöne ist ja, dass es so viele verschiedene Sportarten und Übungsmöglichkeiten gibt. Nach einer Weile hat sich dann Ihr Körper an die drei Einheiten gewöhnt. Dann kann ein neues Ziel festgelegt werden. Dieses sollte der körperlichen Verfassung, dem Gesundheitszustand und dem Alter entsprechend festgelegt werden, gern auch in Absprache mit dem Arzt oder Trainer. Nach vier Wochen können Sie 25 Minuten statt 20 Minuten trainieren, nach weiteren vier Wochen sind sie schon bei einer halben Stunde angelangt. So muten Sie ihrem Körper nicht zu viel zu. Achten Sie in jedem Fall darauf, dass auch Ruhephasen wichtig sind, denn Ihr Körper braucht Regeneration. Wir empfehlen Ihnen daher, ein bis zwei Tage die Woche keinerlei Training zu absolvieren und den Körper dann auch mal zur Ruhe kommen zu lassen, damit er die Belastung verarbeiten kann und sich die orthopädischen Strukturen erholen können. Sie können an diesen zwei Tagen aber gerne einen Saunabesuch einplanen oder etwas für Ihre Entspannung tun. Hören Sie bitte auch auf Ihren Körper, wenn er Ihnen ein Signal gibt, dass er eine Pause braucht.

Phase 3: Ein sinnvolles regelmäßiges Pensum

Nach einem Tag Training kann man die Veränderungen natürlich noch nicht sehen, aber man fühlt sich dank der Endorphine, die ausgeschüttet werden, richtig gut. Vielleicht nehmen Sie am Tag danach den Muskelkater wahr. Ihr Körper regeneriert sich so und zeigt Ihnen, dass er eine Pause braucht. Bereits nach einer Woche Training kann man erste Effekte spüren, auch wenn das nicht bei jedem Menschen so schnell geht. Die Ausdauer und Ihre Kraft haben sich jetzt schon verbessert. Ein unglaublich starker Motivator. Die sichtbaren Veränderungen des Körpers brauchen allerdings etwas mehr Zeit. Nach einem Monat Training läuft Ihr Herz-Kreislauf-System bereits spürbar effektiver. Sie merken, dass Sie jetzt beim Joggen statt einem Kilometer mehrere zurücklegen können. In diesem ersten Monat findet auch bereits ein Muskelaufbau statt. Sie fühlen sich vitaler und stärker. Erste sichtbare Effekte treten ein, vielleicht ist Ihr Körper bereits definierter und die Fettpölsterchen etwas rückläufig. Nach einem Jahr regelmäßigen Trainings können Sie zu allererst einmal stolz auf sich sein. Sie haben es durchgezogen und richtig viel für Ihre Gesundheit getan. Nun leisten Ihre Lungen mehr, das Herz ist in der Lage, viel mehr Blut als zuvor mit einem Schlag in den Blutkreislauf zu pumpen. Es muss also viel weniger arbeiten und der Ruhepuls ist geringer als zuvor. Die Muskeln haben sich weiter aufgebaut und Ihre Figur dankt es Ihnen mit einem strafferen und definierteren Körper. Falls Ihr Ziel ein Marathon war, dann können Sie den jetzt angehen!

DER HERZ-GESUND-SPEISE-PLAN

Allzu oft geht es im Leben um Pflicht oder Kür. Anders beim Thema herzgesunde Ernährung! Hier lassen sich Bedarf und Genuss perfekt kombinieren.

Seien Sie ehrlich: Ihr Gewicht

Übergewicht belastet Ihr Herz enorm. Beginnen Sie Energiebedarf und -zufuhr in Balance zu bringen.

Niemand spricht gerne über die zu vielen Pfunde, die sich über die Jahre angesammelt und ein vielleicht zum Teil erhebliches Übergewicht beschert haben. Und doch sollten Sie sich damit auseinandersetzen, wenn Sie diese Pfunde auch bei sich finden. Die Frage, die Sie sich nun stellen sollten: Wie viel ist zu viel für Ihr Herz? Damit es Ihnen körperlich und seelisch gut geht, muss der tägliche Bedarf an allen lebensnotwendigen Nährstoffen gedeckt werden. Es braucht viele Stoffe, um das ganz persönliches Kraftwerk anzutreiben und leistungsfähig zu bleiben.

Doch wie viel ist das nun genau? Für einen Erwachsenen lässt sich der Grundumsatz, also die Menge an Energie, die im Ruhezustand benötigt wird, ganz einfach berechnen: Grundumsatz (kcal pro Tag) = Körpergewicht (in kg) x 24. Etwas genauer geht es mit der Grundumsatz-Formel nach Harris und Benedict. Sie berücksichtigt zusätzlich zum Körpergewicht auch Körpergröße, Alter und Geschlecht. Diese Formel ist ausgesprochen kompliziert und hier kaum hilfreich für Sie darstellbar. Aber hierfür gibt es zahlreiche Rechner im Internet, die das Rechnen für Sie übernehmen können.

Zum Grundumsatz kommt der Leistungsumsatz. Abhängig ist dieser von der körperlichen Anstrengung (etwa Bewegung und Sport) der Person. Genutzt wird dafür der PAL-Wert (engl. physical activity level, körperliches Aktivitätsniveau), welcher den Mehrverbrauch sichtbar macht. Wird der PAL-Wert mit dem zuvor ermittelten Grundumsatz multipliziert, ergibt das die Tagesenergie.

Woraus sollte dieser Energiebedarf gespeist werden? Prozentual sollte die Hälfte der empfohlenen Tagesenergie aus Kohlenhydraten bezogen werden. Etwa 30 Prozent bilden den Fettanteil und die verbleibenden 20 Prozent sollten in Form von Eiweiß aufgenommen werden. Übrigens: Gemüse gehört dabei zur Gruppe der Kohlenhydrate und stellt keinen eigenen Bereich dar. Gelingt es, die zuvor berechnete Kalorienmenge zuzuführen, halten sich Zufuhr und Verbrauch genau die Waage. Es gibt für den Körper also keinen Grund, Reserven anzulegen. Geben wir dem Genuss häufiger nach und es kommt zum Überschuss, beginnt der Organismus zu horten. Zu diesem Zweck gibt es verschiedene Speicherorte. Der mit Abstand größte ist das Fettdepot. Ob vermehrt am Bauch oder an anderen Stellen des Körpers eingelagert wird, bestimmen unsere Gene.

Was bedeutet es nun aber für das Herz, wenn durch übermäßige Kalorienzufuhr vermehrt Fettmasse aufgebaut wird? Die größere Körpermasse muss zunächst mal entsprechend versorgt werden. Um Blut und Sauerstoff auch in den letzten Winkel zu pumpen, muss das Herz bis zu 50 Prozent mehr leisten. Diese Mehrarbeit kann dazu führen, dass der Herzmuskel früher ermüdet und eine Herzschwäche entsteht. Nicht zuletzt lassen sich bei übergewichtigen Patienten häufig erhöhte Blutfettwerte feststellen, die langfristig betrachtet zur Koronaren Herzkrankheit und somit zum Herzinfarkt führen können. Sie sollten also in erster Linie übermäßige Fetteinlagerung vermeiden und bereits vorhandenes Übergewicht reduzieren.

Ernährungsumstellung versus Diät

Ob Ihr Körpergewicht im Normalbereich liegt oder nicht, kann anhand des Body-Mass-Index (BMI) beurteilt werden. Dieser wird mit folgender Formel berechnet: Körpergewicht (in kg) geteilt durch Körpergröße (in Quadrat). Ab einem BMI von 25 gilt ein Mensch als übergewichtig, ab 30 als stark übergewichtig oder adipös. Mit steigendem BMI nimmt das Risiko für Herz-Kreislauf-Erkrankungen und damit auch für Herzschwäche immer stärker zu. Als besonders schädlich hat sich überschüssiges Fett am Bauch herausgestellt. Der Taillenumfang sollte daher bei Frauen unter 80 Zentimetern liegen, bei Männern unter 94.

Ist das Übergewicht erkannt und der Entschluss zur Gewichtsreduktion gefasst, wird es meistens richtig schwierig. Der Dschungel an Tipps zur „richtigen“ Vorgehensweise ist unübersichtlich und nicht wenige Menschen lassen sich vom Versprechen auf den schnellen Erfolg locken. Man will Ergebnisse sehen, und zwar lieber heute als morgen. Diäten setzen in der Regel vor allem auf eine Einschränkung bezüglich Ihrer Speisenauswahl. Mit Vorliebe werden Lebensmittelgruppen wie Kohlenhydrate oder Fette gemieden oder es geht um eine erhebliche Reduktion der Gesamtkalorienaufnahme. So führen Low-Carb-, Low-Fat-, Paleo-, Thonon-Diät oder jede andere Crash-Diät zügig zu einem deutlichen Gewichtsverlust – doch der Stress für Körper und Psyche ist oft enorm. Spätestens wenn die Zahl auf der Waage stimmt, kehren die alten Verhaltensmuster zurück. Jetzt nutzt auch der Körper sofort seine Chance, die entrissenen Reserven schnell wieder an Ort und Stelle zu platzieren und wenn möglich noch ein bisschen mehr. Er möchte schließlich auf die nächste Hungerperiode vorbereitet sein.

EIN GUTER BEKANNTER: Der Jo-Jo-Effekt ist ein großes Problem, weil das Gewicht langfristig immer weiter steigt. Grund hierfür ist die Anpassung des Organismus an die Mangelsituation. Um Krisen wie zum Beispiel eine Hungersnot zu überstehen, ist der Körper in der Lage, den eigenen Stoffwechsel zu drosseln, also den Bedarf zu senken. Dafür baut er während einer strengen Diät vorzugsweise das Körpergewebe ab, das Energie verbraucht, nämlich Muskulatur.

Wer nicht gerade eine Waage nutzt, die in der Lage ist, die Körperzusammensetzung, also Fett-, Muskulatur- und Wasseranteil, zu erkennen, freut sich über das sinkende Gewicht, ohne zu realisieren, dass es sich eigentlich um wertvolles Muskeleiweiß handelt, das gerade abgebaut wird. Das Ergebnis ist ein geringerer Energiebedarf – wir brauchen nicht mehr so viele Kalorien. Kehrt der Mensch nun aber zu alten Essgewohnheiten zurück, ist die Zufuhr automatisch zu hoch und das Gewicht steigt oft höher als das Ausgangsgewicht.

Bevor Sie sich für eine Diät entscheiden, sollten Sie sich die Frage stellen, ob Sie die Art der Einschränkung für immer vornehmen können. Wenn nicht, sollten Sie lieber eine Ernährungsumstellung in Betracht ziehen. Ziel dabei ist es, das eigene Essverhalten so zu verändern, dass es die Gesundheit fördert und gleichzeitig perfekt zu einem passt. Das erfordert Geduld, Ausdauer sowie die Fähigkeit, neue Essgewohnheiten aufzubauen und ungesunde Eigenschaften abzulegen. Gelingt es Ihnen aber, dabei zu bleiben, werden Sie auf jeden Fall belohnt. Denn bewiesen ist, dass sich das Risiko für Herz-Kreislauf-Erkrankungen durch eine vernünftige Korrektur der Essgewohnheiten deutlich verringert. Grundsätzlich geht es immer darum, „ungesund" gegen „gesund" auszutauschen, also schauen wir uns die herzgesunden Nährstoffe genauer an.

TIPPS ZUM STARTEN

Abnehmen ist nicht leicht. Aber einige Maßnahmen helfen beim Einstieg.

- Setzen sie sich realistische und erreichbare Ziele. Eine gesunde Gewichtsabnahme liegt bei etwa 0,5 bis 1 Kilogramm pro Woche.
- Achten Sie auf eine ausgewogene Ernährung mit reichlich Obst, Gemüse, Vollkornprodukten und mageren Proteinquellen. Vermeiden Sie stark verarbeitete Lebensmittel und zuckerhaltige Getränke.
- Planen Sie regelmäßige Mahlzeiten und Gemüsesnacks, um Heißhungerattacken zuvorzukommen. Vermeiden Sie es, Mahlzeiten auszulassen, da dies dazu führen kann, dass Sie später mehr essen.
- Reduzieren Sie die Portionsgrößen und versuchen Sie, sich nicht zu überessen. Verwenden Sie kleinere Teller und achten Sie darauf, langsam und bewusst zu essen. So spüren Sie auch früher das Sättigungsgefühl.
- Neben einer gesunden Ernährung ist regelmäßige körperliche Aktivität wichtig. Finden Sie eine Form von Bewegung, die Ihnen Spaß macht. Beginnen Sie langsam und steigern Sie allmählich die Intensität. Nutzen Sie dafür gerne das Kapitel 3, ab S. 39.
- Auch Fasten kann helfen: Fasten ist eine Möglichkeit der Gewichtsreduktion, die jedoch nur infrage kommt, wenn Sie nicht bereits an einer Herzkrankheit leiden. In diesem Fall ist eine Ernährungsumstellung die bessere Option.
- Suchen Sie nach Unterstützung von Familie, Freunden oder einer Unterstützergruppe. Gemeinsam abzunehmen kann motivierend sein und es einfacher machen, auf Kurs zu bleiben.
- Führen Sie ein Tagebuch über Ihre Ernährung und Ihre Aktivitäten, um Ihre Fortschritte zu verfolgen. Das kann helfen, sich selbst zu motivieren und Änderungen vorzunehmen.
- Vermeiden Sie radikale Diäten. Fokussieren Sie sich stattdessen auf eine langfristige und nachhaltige Ernährungsumstellung.
- Akzeptieren Sie, dass Gewichtsabnahme Zeit braucht und es Rückschläge geben kann. Bleiben Sie geduldig mit sich selbst und halten Sie an Ihren gesunden Gewohnheiten fest.

Essen, was das Herz begehrt

Genuss verknüpfen viele Menschen mit Fett und Zucker. Aber nur weniger davon macht Essen zur Herzensangelegenheit.

Essen hat für die meisten Menschen – vielleicht auch für Sie? – einen sehr hohen Stellenwert. Warum auch nicht? Denn nicht nur Genuss spielt eine große Rolle, auch das gesellige Beisammensein dient der Entspannung und letztlich der Stressreduktion, sodass Essen schon indirekt einen positiven Einfluss auf unser Herz haben kann. Der kulinarische Genuss an sich fußt dabei auf einem feinen Zusammenspiel aller fünf Sinne: Menschen sehen, tasten, riechen, hören und schmecken bei jeder Mahlzeit, das macht Essen zum wunderbaren Erlebnis – aber eben auch zur zweischneidigen Sache, wenn das Essen selbst nicht die richtige Zusammensetzung hat.

Die Gefahren für Ihr Herz

Da ist zum einen das Fett: Da Fett als Geschmacksträger dient, spielt es in unserer Ernährung natürlich eine große Rolle. Das Problem dabei: Fett hat einen enormen Energiegehalt, schon kleine Mengen lassen den Kalorienzähler jubilieren und im Anschluss daran nicht selten auch die Waage. Ähnlich verhält es sich mit Zucker. Die durch zu viel Fett und Zucker entstehende Fettleibigkeit (auch häufig Adipositas genannt) gilt als Auslöser für Fettstoffwechselstörungen, wie Diabetes Typ 2, und Bluthochdruck, die Ihr Herz und Ihre Lebensqualität erheblich einschränken können. Jede einzelne dieser Krankheiten gilt für sich allein schon als Risiko für Ihre Herzgesundheit, zusammen potenziert sich allerdings die Gefahr deutlich. Denn verursacht werden dadurch meist chronisch-entzündliche Prozesse im gesamten Gefäßsystem. Insbesondere in den Innenwänden der Herzkranzgefäße führen diese im Verlauf der Erkrankung zu Gerinnselbildung und Ablagerungen, was Verengungen der Blutgefäße zur Folge haben kann. So führen beispielsweise dauerhaft erhöhte Blutfett- und Blutzuckerwerte zu chronischen Entzündungen an den Innenwänden der Herzkranzgefäße. Gefäßwände können einreißen, Blutgerinnsel können sich bilden und Cholesterin lagert sich an diesen Stellen an. Nehmen diese Gerinnsel mit der Zeit zu, kann das Blut nicht richtig fließen. Dadurch erreichen immer weniger Nährstoffe Ihr Herz, was Folgeerkrankungen wie Herzrhythmusstörungen und Herzschwäche zur Folge haben kann (siehe S. 133).

Wenn Sie Ihr Herz langfristig vor Erkrankungen schützen wollen, müssen Sie sich unbedingt dieser Risikofaktoren bewusst sein und deren Auslöser kennen. Nehmen Sie deshalb Ihr „gutes Essen" unter die Lupe und seien Sie ehrlich zu sich selbst: Wie häufig geben Sie dem Genuss nach? Und was bedeutet „Genuss" speziell für Sie? Entscheidend ist bei der herzgesunden Ernährung vor allem die Zusammensetzung Ihrer Lebensmittel, also mit anderen Worten: das Mengenverhältnis aus Kohlenhydraten, Fetten und Eiweißen.

Notwendig oder überflüssig?

Die drei Makronährstoffe Kohlenhydrate, Fette und Eiweiße haben in unserem Körper eine klare Aufgabenverteilung und sind im richtigen Maß überlebenswichtig. Während Eiweiße überwiegend als Baumaterialien genutzt werden, dienen uns Fette und insbesondere die Kohlenhydrate zur Energiegewinnung. Gerade Kohlenhydrate haben allerdings einen schlechten Ruf als Dickmacher, was die Popularität von Low-Carb-Diäten erklärt. Indes: Kohlenhydrate machen Sie zunächst einmal leistungsfähig. Sie ähneln unterschiedlich langen Perlenketten aus miteinander verbundenen Zuckermolekülen. Ein einzelnes dieser Moleküle wird als Einfachzucker bezeichnet, Sie kennen ihn etwa als Traubenzucker. Dieser gelangt ohne weitere Verdauungsprozesse direkt ins Blut und mithilfe des Insulins von dort aus in die Körperzellen. Durch den Verbrennungsprozess des Zuckers entsteht die lebensnotwendige Energie, die für alle Funktionen des Körpers benötigt wird und so auch unser Herz zum Schlagen bringt. Hängen zwei Zuckermoleküle aneinander, wie es zum Beispiel beim normalen Rübenzucker der Fall ist, muss die Bindung im Darm zunächst aufgespalten werden, damit die einzelnen Zuckerbausteine wieder ihren Weg nehmen. Bilden viele Moleküle eine Kette, öffnet das Verdauungssystem schrittweise jede der Verbindungen. Das dauert länger und durch den gemächlichen Eintritt der Zuckermoleküle in die Blutbahn steigt der Blutzucker nicht so stark, was auch eine geringere Insulinausschüttung zur Folge hat. Damit verringert sich das Risiko der Fetteinlagerung.

EINE PERFEKTE DIÄT? Einige Diäten verzichten bewusst auf Kohlenhydrate, um die Insulinausschüttung zu verhindern. Das überschüssige Fett kann folglich abgebaut werden. Eine pfiffige Idee, könnte man meinen, doch weit gefehlt. Wird der Mangel an energieliefernden Kohlenhydraten vom Körper bemerkt, bildet sich sofort eine Art Krisenstab, um uns vor dem drohenden Hungertod zu bewahren. Bemerkbar macht sich dieser Zustand mit ausgeprägten Heißhungerattacken.

Wollen Sie also eine Gewichtszunahme verhindern oder auch Ihren Körperfettanteil reduzieren, sollten Sie vorzugsweise zu komplexen, also langkettigen Kohlenhydratträgern greifen. Vollkornprodukte wie Haferflocken, Naturreis und Vollkornbrot gelten als besonders empfehlenswert.

Ballaststoffe – unnötiger Ballast?

Sprachlich liegt es nahe: Ballaststoffe scheinen lediglich eine Belastung für den Körper zu sein. Tatsächlich jedoch gehören sie zur gesunden Ernährung wie der sprichwörtliche „Deckel zum Topf", da sie eine ganze Reihe von positiven Wirkungen auf den Körper haben. Eine der wichtigsten Eigenschaften besteht darin, den Cholesterinspiegel zu senken. Das gelingt, weil Ballaststoffe im Darm wie kleine Schwämme wirken. Haben Sie beispielsweise zu cholesterinreich gegessen, wird der Überschuss gewissermaßen aufgesaugt und auf natürlichem Weg, also über den Stuhlgang, ausgeschieden. Mit diesem schlauen Schachzug wird verhindert, dass zu viel Cholesterin in die Blutbahn übertritt. Somit bleiben die Blutfettwerte im Normbereich und die Gefahr der Kalkablagerungen an den Gefäßinnenwänden kann sich verringern. Ballaststoffe kommen vorwiegend in Obst, Gemüse und Haferprodukten sowie Hülsenfrüchten wie Bohnen, Linsen und Erbsen, aber auch in Nüssen und Samen vor.

Wie viel soll es sein? Die empfohlene tägliche Zufuhr von Ballaststoffen variiert je nach Alter, Geschlecht und körperlicher Aktivität. Idealerweise sollten Sie etwa 30 Gramm täglich aufnehmen. Die meisten Menschen in westlichen Ländern erreichen diese Menge aktuell nicht. Eine Erhöhung der Ballaststoffaufnahme um fünf bis zehn Gramm pro Tag kann aber bereits positive Auswirkungen auf Ihre Gesundheit haben. Damit Ballaststoffe im Darm gut aufquellen können, wird ausreichend Flüssigkeit benötigt. Bei einer Steigerung der Zufuhr sollten Sie also unbedingt die Trinkflüssigkeit anpassen, sonst droht Ihnen eine unangenehme Verstopfung.

Die richtigen Fette nutzen

Eine regelrechte Revolution hat es bei den Empfehlungen zum Fettverbrauch gegeben. Ursprünglich lautete die Devise, auf Grund des hohen Energiegehaltes alle Arten Fett möglichst sparsam zu dosieren. Tatsächlich lohnt es sich, genauer hinzuschauen. Stammen die verwendeten Speisefette vom Tier, ist der Anteil gesättigter Fettsäuren deutlich höher. Nur diese haben den Fettbegleitstoff Cholesterin im Schlepptau, welcher vom Körper zur Hormonbildung und darüber hinaus als Baustoff für die Zellmembranen verwendet wird. Um das unlösliche Cholesterin im Blut überhaupt transportieren zu können, muss es in sogenannte Lipoproteine verpackt werden. Je nach Dichte unterscheidet man verschiedene Lipoproteine. In erster Linie geht es um LDL-Cholesterin (Low-Density-Lipoprotein) und HDL-Cholesterin (High-Density-Lipoprotein). Vor allem das als „schlechtes Cholesterin“ bekannte LDL-Cholesterin steht unter strenger Beobachtung, denn die wissenschaftliche Forschung konnte inzwischen nachweisen, dass dieses für die Plaque-Ablagerungen in den Gefäßen verantwortlich ist. Das „gute“ HDL-Cholesterin sorgt für den Rücktransport zur Leber und birgt daher keine Risiken für das Herz-Kreislauf-System. Noch vor ein paar Jahren spielte der LDL/HDL-Quotient eine wichtige Rolle. Man glaubte, dass ein erhöhtes LDL nicht schlimm ist, weil ein ebenso erhöhtes HDL den Rücktransport regelt und es somit nicht zu Ablagerungen kommen kann. Heute sind die Internisten hauptsächlich daran interessiert, den LDL-Wert niedrig zu halten, oft ist hierzu die Unterstützung durch Medikamente sinnvoll und notwendig. Die größte Gefahr besteht jedoch durch die Einlagerungen von Cholesterin in die Wandschichten der versorgenden Blutgefäße. Passiert das an den Herzkranzgefäßen, kommt es durch die Verengung ihrer spezifischen Transportwege zur eingeschränkten Nährstoffversorgung des Herzmuskels, was die Leistungsfähigkeit des Organs gefährdet. Im schlimmsten Fall kann es zum Verschluss und damit zum Herzinfarkt kommen. Um dieses Risiko zu senken, lohnt es sich, die Cholesterinzufuhr im Blick zu behalten. Für gesunde Menschen heißt das konkret, dass der im Blut gemessene LDL-Cholesterinwert unter 116 Milligramm (also Gewicht/Menge des LDL-Cholesterins pro Deziliter bzw. unter 3,0 Millimol (Anzahl der LDL-Teilchen) pro Liter) liegen sollte. Besteht bereits ein Übergewicht oder ein leicht erhöhter Blutdruck, lohnt es sich, einen Wert unter 100 mg/dl (<2,6 mmol/l) anzustreben. Das gelingt gut, wenn Sie lediglich ein Drittel des Tagesbedarfs aus tierischen Quellen nutzen. Zwei Drittel sollten Sie mithilfe pflanzlicher Lieferanten aufnehmen. Allerdings bleibt zu beachten, dass wir nur etwa zehn Prozent unseres Cholesterinwertes durch Ernährung beeinflussen können. Nur, wenn wirklich ein ständiger Überschuss des Cholesterins über die Nahrung aufgenommen wird, lohnt die Korrektur der Essgewohnheiten. Ob das der Fall ist, sieht man mithilfe einer Ernährungsanamnese in der Beratung. Lässt sich der Überschuss ausschließen oder bringt eine Korrektur nach einigen Wochen keine Besserung, sollte durch den Arzt eine medikamentöse Unterstützung in Betracht gezogen werden.

DA UNSER KÖRPER CHOLESTERIN ZU 80 PROZENT selbst bildet, genügt eine moderate Zufuhr über die Speisenauswahl. Greifen Sie gerne häufiger zu Butter, Schmalz, fetten Wurstsorten und Käse, entsteht schnell ein Überschuss im Blut. Angeheftet wird dieser kalkartige Belag an den Innenwänden der Blutgefäße – die Diagnose des Arztes heißt in diesem Fall Arteriosklerose.

Das gute Fett aus der Pflanze

Die in pflanzlicher Nahrung enthaltenen einfach und mehrfach ungesättigten Fettsäuren haben eine Reihe gesundheitsfördernder Eigenschaften. Zu dieser Gruppe gehören auch die Omega-3-Fettsäuren. Sie müssen über die Nahrung aufgenommen werden, weil sie der

GESUNDES FETT – DA STECKT ES DRIN

Nutzen Sie die schmackhafte Vielfalt der pflanzlichen Fette und Öle. Auch in Fisch finden sich wertvolle Fettsäuren.

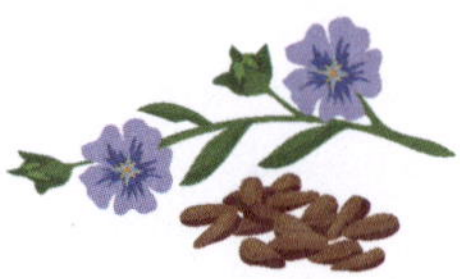

Leinöl

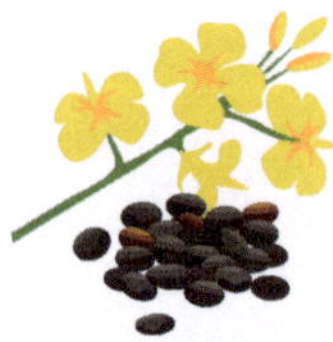

Rapsöl

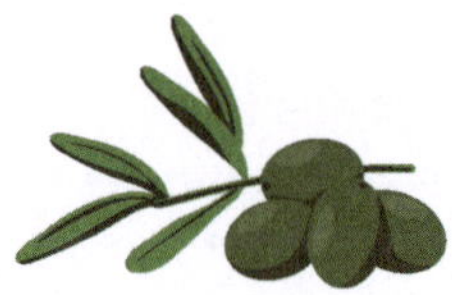

Olivenöl

Sonnenblumenöl

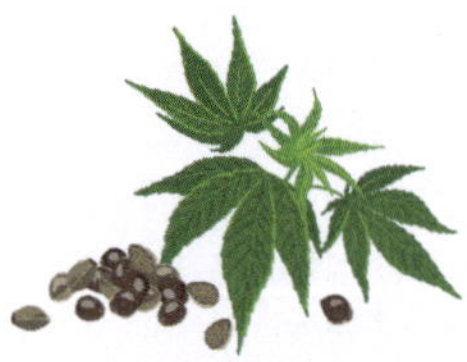

Hanföl

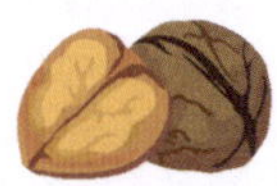

Walnussöl

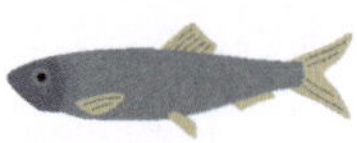

Hering

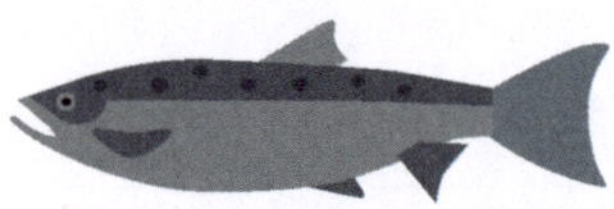

Lachs

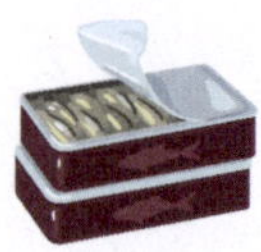

Sardine

Körper nicht selbst herstellen kann. Als entscheidend gilt das entzündungshemmende Potenzial dieser Fettsäuren, denn bei vielen Erkrankungen spielen nun mal Entzündungsprozesse eine entscheidende Rolle – so etwa auch bei Arteriosklerose. Gelingt es mithilfe dieser speziellen Nahrungsbestandteile, die Entzündungen einzudämmen oder im günstigsten Fall ganz zu unterdrücken, kommt es gar nicht erst zur gefährlichen Plaquebildung. Infolgedessen lassen sich weitere gefährliche Herzerkrankungen verhindern. Ungesättigte Fettsäuren werden weiterhin benötigt, um fettlösliche Vitamine aufzunehmen, zudem lässt sich eine positive Wirkung auf den Cholesterinspiegel beobachten, denn der gute HDL-Wert wird bei der Zufuhr gesteigert, der gefährliche LDL-Wert sinkt dagegen ab. Um diese Wirkung zu erzielen, gehören Öle wie Leinöl, Rapsöl, naturbelassene Nüsse, Samen und Kerne unbedingt auf Ihren Speiseplan.

Eiweiß unbegrenzt – oder maßvoll?

Eiweiß, auch Protein genannt, ist der dritte Makronährstoff und er hat ein blütenweißes Image. Protein wurde aus dem griechischen Wort Proton für „das Erste, das Wichtigste" abgeleitet, das unterstreicht damit unmissverständlich den Stellenwert. Eiweiß dient uns in erster Linie als Baumaterial für Gewebe und Muskulatur. Gleichzeitig benötigt der Körper es aber auch für den Transport von Fett und Sauerstoff, für die Aufnahme von Eisen und für die Abwehr von Krankheitserregern. Da es keinen wirkungsvollen Eiweißspeicher im Körper gibt, müssen unsere Zellen regelmäßig mit diesem Nährstoff versorgt werden. Kommt es zum Mangel, springt sofort die Notversorgung des Körpers an. Dazu werden die Reserven im Gewebe angezapft und es kommt umgehend zum Muskelabbau, welcher natürlich auch unmittelbar den Herzmuskel betreffen kann. Um das zu verhindern, braucht es eine vernünftige und vor allem ausreichende Zufuhr. Bezogen auf das Normalgewicht einer Person sollten Sie Ihrem Körper zur Bedarfsdeckung täglich etwa ein Gramm Eiweiß pro Kilogramm Körpergewicht zuführen. Höhere Mengen sind beispielsweise für Leistungssportler oder Schwangere erforderlich und auch ältere oder kranke Menschen müssen 1,2 bis 1,5 Gramm Eiweiß pro Kilogramm Körpergewicht kalkulieren, um ihre Mobilität und Muskelfunktion zu erhalten. Übergewicht ist kein Grund für eine erhöhte Zufuhr.

Welche Lebensmittel kommen nun in Betracht? Hier unterscheidet man nach Herkunft: Tierisches Eiweiß liefern uns Milch, Milchprodukte, Eier, Geflügel, Fisch und Fleisch. Als pflanzliche Eiweißlieferanten gelten Hülsenfrüchte wie Bohnen, Erbsen und Linsen, aber auch Nüsse, Pilze und Getreide. Die biologische Wertigkeit der tierischen Eiweiße wird als höher eingestuft, weil ihre Zusammensetzung dem menschlichen Körperprotein gleicht. Dadurch ist es deutlich einfacher, sie in körpereigene Bausteine umzuwandeln. Ein Vorteil von Proteinen ist ihre sättigende Wirkung und die Tatsache, dass sie keinen Einfluss auf den Blutzucker haben. Es findet also keine Insulinausschüttung statt und das macht sie für all diejenigen interessant, die gerne Gewicht reduzieren wollen. Der Fakt, dass zu viel Fleisch ungesund ist, liegt vermutlich nicht an der erhöhten Proteinzufuhr, sondern am hohen Salz-, Phosphat- und Fettgehalt, der zu fürs Herz kritischen Erkrankungen führen kann. Pflanzliche Eiweiße liefern dagegen als Bonus noch eine Reihe potenziell gesundheitsfördernder Substanzen wie Ballaststoffe und sekundäre Pflanzenstoffe.

KRITISCH IST EINE ZU HOHE ZUFUHR VON PROTEIN, wenn bereits eine Einschränkung der Nierenfunktion (Niereninsuffizienz) vorliegt. Da die Nieren genau jene Produkte aus dem Blut filtern müssen, die bei der Umwandlung des körperfremden Eiweißes übrigbleiben, haben sie bei übermäßiger Menge doppelt zu tun. Im ungünstigsten Fall führt das zur zunehmenden Erschöpfung der Nieren. Sie arbeiten immer weniger effektiv und die Schadstoffe sammeln sich im Blut an.

Gemüse – das Herzstück

Schaut man sich die ideale Zusammenstellung einer Mahlzeit an, wie sie etwa auch die Deutsche Gesellschaft für Ernährung (DGE) angibt, nimmt das Gemüse die Hälfte des Tellers in Anspruch. Und das ist gut so! Grund dafür ist die immense Vielfalt an positiven Inhaltsstoffen, die sättigende Wirkung und der vergleichsweise geringe Energiegehalt. Mindestens 400 Gramm Gemüse – sowohl roh als auch gedünstet – werden empfohlen, idealerweise verteilt auf drei Tagesportionen. Neben Ballaststoffen, Vitaminen und Mineralstoffen spielen auch sekundäre Pflanzenstoffe durchaus eine Rolle. Unter diesem Sammelbegriff werden viele unterschiedliche Substanzen zusammengefasst. Rund 10 000 sind in der menschlichen Nahrung zu finden, allerdings ist erst ein geringer Teil genauer untersucht. Doch bereits diese Forschungsergebnisse deuten die vielfältige Wirkung an, die sie möglichweise haben. Als besonders positiv gilt etwa die Gruppe der Flavonoide. Sie sind für die rote, blaue, hellgelbe und violette Farbe vieler Gemüse- und Obstarten verantwortlich und stecken in dunklen Beerenfrüchten, Äpfeln und Zwiebeln sowie in Tee, Nüssen und Schokolade. Wissenschaftliche Untersuchungen haben eine blutdrucksenkende, antithrombotische und antioxidative Wirkung ergeben. Als ebenso bedeutsam gelten Carotinoide. Sie sind die Ursache für orange, gelb, rote, aber auch grüne Farbtöne in Gemüse und Obst, wie man sie in Karotten, Paprika, Kürbis, Spinat, Grünkohl und Aprikosen findet. Durch ihre antioxidative, entzündungshemmende Wirkung verringern sie möglicherweise das Risiko für Herz-Kreislauf-Erkrankungen. Im Fokus der Wissenschaftler stehen auch Phytoöstrogene, das sind Pflanzenhormone. Getreide, Hülsenfrüchte und Leinsamen dienen als Quelle und sorgen unter anderem für eine verbesserte Blutgefäßfunktion. Den sekundären Pflanzenstoffen wird also viel gesundheitsförderliches Potenzial zugesprochen und die Hoffnungen sind groß. Allerdings gibt es noch keine umfassende und evidente Studienlage, die Forschung läuft noch.

Was Sie über Obst wissen müssen

Die Farbenpracht der Früchte entsteht ebenfalls durch sekundäre Pflanzenstoffe und damit besitzen sie eine ähnlich positive Wirkung wie Gemüse. Trotzdem genügen laut Empfehlung der DGE zwei Portionen Obst pro Tag. Das entspricht etwa 250 Gramm. Erklären lässt sich dies mit dem höheren Energiegehalt, denn die begehrte Süße entsteht durch den Fruchtzucker.

ACHTUNG ZU VIEL ZUCKER! Nicht selten ersetzen Apfel, Banane und Co unsere klassischen Süßigkeiten, weil sie als gesund gelten. Essen wir die Früchte aber zu häufig als Zwischenmahlzeiten, sorgen sie für eine überdurchschnittliche Stimulation der Bauchspeicheldrüse, die nun immer wieder Insulin in die Blutbahn abgibt.

ERNÄHRUNGS-AMPEL

Von rot bis grün: Von diesen Lebensmitteln sollten Sie nur wenig bis reichlich verzehren.

PFLANZLICHE LEBENSMITTEL

- Zucker, Kuchen, Süßigkeiten, Knabbereien, fettreiche Kartoffelprodukte
- Getreideprodukte, geschälter Reis
- Kartoffeln
- Vollkornprodukte, ungeschälter Reis
- Obst (max. zweimal am Tag)
- Gemüse, Blattsalate, Gemüsesäfte

TIERISCHE LEBENSMITTEL

- Speck
- Fettreiche Fleischwaren (Wurst), Eier, Sahne
- Fettreichere Milch und Milchprodukte, fettreicheres Fleisch
- Fettarmes Fleisch, fettarme Fleischwaren
- Fettarme Milch und Milchprodukte
- Fisch

ÖLE UND FETTE

- Schmalz, Plattenfette
- Butter und Margarine
- Maiskeim- und Sonnenblumenöl
- Weizenkeim- und Sojaöl
- Raps-, Walnuss- und Olivenöl
- Lein- und Hanföl

GETRÄNKE

- Alkohol, Energydrinks, Limonade
- Fruchtnektar, Fruchtsaftgetränke
- Lightgetränke, Saftschorlen, Fruchtsaft
- Grüner und schwarzer Tee, Kaffee
- Infused Water (mit Gemüse, Kräutern, Früchten aromatisiert)
- Trinkwasser, Mineralwasser, Früchtetees

Ab ans Mittelmeer – Ihr Gesundheitsbooster

Recherchiert man zum Thema herzgesunde Kostauswahl, stolpert man zwangsläufig über den Begriff mediterrane Ernährung. Das klingt ein bisschen nach Urlaub und genau das kann mediterranes Essen für Ihr Herz auch sein: ein kleiner Erholungsurlaub! Der amerikanische Ernährungswissenschaftler Ancel Keys, der sich intensiv mit der Ernährung und Gesundheit von Menschen in verschiedenen Regionen der Welt beschäftigte, konnte zeigen, dass Menschen im Mittelmeerraum seltener an Herzleiden verstarben und insgesamt älter wurden. Keys löste eine regelrechte Welle von Studien aus, die immer wieder die Vorteile belegen konnten, die mediterrane Ernährung für die Gesundheit hat. Mehrfach konnte gezeigt werden, dass das Risiko für eine Vielzahl von Erkrankungen wie Herzerkrankungen, Schlaganfall, Diabetes und Krebs verringert war. Woran liegt das?

Die traditionelle, mediterrane Küche zeichnet sich durch ihre vielfältigen Zutaten aus. Aber charakteristisch für diesen Ernährungsstil sind eben nicht Pasta und Pizza, sondern der hohe Anteil an frischem, saisonalem Gemüse wie Tomaten, Zucchini, Auberginen, Paprika, Artischocken und Oliven. Dazu kommen Hülsenfrüchte in Form von Bohnen, Kichererbsen und Linsen, aber auch Obst und Nüsse werden häufig genutzt. Statt großer Mengen Fleisch kommen überwiegend Fisch und Meeresfrüchte zum Einsatz – liebevoll verfeinert mit Gewürzen und Kräutern der Region. Basilikum, Thymian, Rosmarin und Oregano geben den Gerichten ein unverwechselbares Aroma und machen den übermäßigen Gebrauch von Salz nahezu überflüssig. Butter oder andere tierische Fette werden in der mediterranen Küche so gut wie nie verwendet, was eine zu hohe Zufuhr von Nahrungscholesterin verhindert. Gegart und zubereitet wird stattdessen mit Olivenöl, der Hauptfettquelle.

FETTIGER TAUSENDSASSA: Olivenöl gilt als Wunderwaffe für unsere Gesundheit. Herzgesundheit, Blutdruck und Cholesterinspiegel sollen positiv beeinflusst werden und auch Effekte bei der Vorbeugung von Alzheimer und anderen altersbedingten neurodegenerativen Erkrankungen konnten verschiedentlich gezeigt werden.

Die unverzichtbare Schutztruppe

Vitamine und Mineralstoffe sind zwar klein, sehr klein. Bei Ihrer Ernährung werden sie aber groß geschrieben.

Betrachtet man die durchschnittliche Lebenszeit eines Menschen, kommt das Herz auf etwa 652 000 Betriebsstunden, mehr als die meisten Motoren. Während Automotoren jedoch regelmäßig gewartet und gepflegt werden, lassen viele Menschen ihrem Herzen nicht annähernd so viel Aufmerksamkeit zukommen. Dabei gibt es verschiedene einfache Möglichkeiten, den menschlichen Motor auf guter Betriebstemperatur zu halten.

Die wichtigsten Herzversorger

Omega-3-Fettsäuren – „Motoröl" fürs Herz: Damit jede einzelne Zelle Ihres Herzmuskels leistungsfähig bleibt, braucht es auch hier genügend Schmierstoffe. Für diese Aufgabe eignen sich besonders die mehrfach ungesättigten Omega-3-Fettsäuren, denn als Bestandteil der Zellmembranen sorgen sie für die nötige Elastizität der Zellhüllen. Das Angebot der Lieferanten ist allerdings recht übersichtlich. So können Sie die essenzielle Alpha-Linolensäure (ALA) lediglich über einige pflanzliche Lebensmittel aufnehmen. Besonders reichhaltig ist sie in Leinöl enthalten. Geringere Mengen finden Sie in Walnuss, Walnussöl, Hanföl und Rapsöl. Zudem haben Sie die Möglichkeit, sie über Mikroalgen wie beispielsweise Spirulina und fettreiche Kaltwasserfische wie Lachs, Hering und Makrele aufzunehmen.

Magnesium – Dirigent und Taktgeber: Unser Herzschlag folgt einem bestimmten Rhythmus. Um dieses Zusammenspiel aus Muskelkontraktion und Entspannung zu regeln, braucht es eine Vielzahl an

Mineralstoffen. Ein äußerst wichtiger Bestandteil für diesen Prozess ist das Mengenelement Magnesium. Fehlt es dem Körper, drohen Herzrhythmusstörungen, weil schlicht und einfach die Erholungsphase für den Muskel fehlt. Das Herz bleibt dauerhaft angespannt und gerät dadurch irgendwann aus dem Takt. Um dieses Risiko zu senken, sollten Frauen 300 Milligramm Magnesium pro Tag aufnehmen, Männer benötigen 350 Milligramm. Mit geeigneten Lebensmitteln wie beispielsweise Banane, Haferflocken oder auch Sonnenblumenkernen ist das über die Nahrung durchaus möglich. Als positiver Nebeneffekt der Aufnahme gilt die gedrosselte Ausschüttung des Stresshormons Adrenalin, was auch eine Blutdrucksenkung bewirkt.

B-Vitamine – oft unterschätzt: Geht es um das Thema Herzgesundheit, kommen Sie am Vitamin-B-Komplex nicht vorbei. Insbesondere Vitamin B1, B2, B6, B9 und B12 gelten als unentbehrlich. Vitamin B1 sorgt beispielsweise für einen optimalen Energiestoffwechsel und somit für eine normale Herzfunktion. Das als Riboflavin bekannte Vitamin B2 ist unverzichtbar für eine gesunde Zellfunktion, aber auch für Wachstum und Entwicklung. Zudem schützt es die Zellen vor oxidativem Stress. Versorgen Sie sich auf natürlichem Weg ausreichend mit Vitamin B6, besteht die Chance, das Risiko für Herzerkrankungen zu reduzieren, denn gemeinsam mit Vitamin B2, B9 und B12 reguliert es den Homocystein-Stoffwechsel. Das könnte bedeutsam sein, weil es Hinweise darauf gibt, dass eine erhöhte Homocysteinkonzentration bei Patienten mit Herzinfarkt eine nachfolgende Herzinsuffizienz fördert. Das unter dem Namen Folat oder Folsäure bekannte Vitamin B9 braucht der Körper für eine Reihe verschiedener Stoffwechselprozesse. So ist es unter anderem für Zellteilung und Wachstum verantwortlich. Tritt die Minderversorgung während der Schwangerschaft auf, steigt das Risiko für Fehlbildungen. Vitamin B12 kann nur von Mikroorganismen hergestellt werden und wird daher fast ausschließlich über Produkte tierischen Ursprungs aufgenommen. Pflanzliche Lebensmittel decken den Bedarf nicht. Da B12 nachweislich den Abbau der gefäßschädigenden Aminosäure Homocystein in Methionin unterstützt, sinkt bei ausreichender Zufuhr das Risiko für Herzinfarkt, Schlaganfall und sogar Demenz.

Vitamin C – das Multitalent: Vitamin C, auch als Ascorbinsäure bezeichnet, trägt in erster Linie zur Stärkung der Immunabwehr bei. Dass es auch wichtig für die Herzgesundheit ist, wissen nur wenige. Grund hierfür ist seine antioxidative Wirkung. Vitamin C fängt freie

VITAMIN B: DA STECKT ES DRIN

DAS VITAMIN	ENTHALTEN IN
VITAMIN B1	Vollkornprodukten, Fleisch- und Wurstwaren insbesondere vom Schwein, Erbsen, Paranüssen, Pekannüssen, Sonnenblumenkernen
VITAMIN B2	Milch, Milcherzeugnissen, Getreidekeimflocken, Innereien wie Leber und Niere, Brokkoli, Grünkohl, Mandeln
VITAMIN B6	allen Sorten Vollkorngetreide, Hasel- und Walnüssen, roten Paprikaschoten, Seefisch wie Sardine und Makrele, Schweinefleisch. Aber auch Fruchtsäfte und Trockenfrüchte leisten einen messbaren Versorgungsbeitrag, aber Vorsicht vor zu viel Fruchtzucker.
VITAMIN B9	Um den Bedarf zu decken, sollten Sie bevorzugt Blattgemüse wie Salate und Spinat wählen. Als Lieferanten tierischen Ursprungs gelten außerdem Leber und Eier Auch Tomaten, Hülsenfrüchte, Sprossen und Nüsse bieten sich an. Ziel sollte es sein, pro Tag mindestens drei Handvoll Gemüse in den Speiseplan einzubauen.
VITAMIN B12	Milch, Milchprodukte, Fleisch, Eier und Fisch gelten als Vitamin B12-reich. Bei veganer Ernährung sollte der Vitamin-B12-Spiegel regelmäßig überprüft werden, evtl. sind Ergänzungspräparate nötig. Besprechen Sie das mit Ihrem Arzt.

Radikale ab, bevor Schäden an Zellen und Molekülen entstehen. Es gilt zudem als natürlicher Blutdrucksenker, ersetzt aber natürlich keine entsprechenden Medikamente! Außerdem sorgt es für elastische Blutgefäße und hilft beim Aufbau von Kollagen, Knochen und Zähnen. Aufgrund ihres hohen Gehaltes an Vitamin C gelten insbesondere Gemüsepaprika, Sanddornbeeren, schwarze Johannisbeeren und Petersilie als optimale Vitamin-C-Lieferanten. Da Vitamin C äußerst empfindlich ist, kann es durch den Einfluss von Sauerstoff und unter großer Hitzeeinwirkung verloren gehen. Darüber hinaus ist es wasserlöslich. Aus diesen Gründen ist es sinnvoll, insbesondere Gemüse mit möglichst wenig Flüssigkeit und nur für kurze Zeit zu dünsten. So bissfest schmeckt es nicht nur viel besser, es erhält Ihnen auch das wertvolle Vitamin C. Auch der Mineralstoff Eisen kann mit seiner Hilfe viel besser von unserem Körper aufgenommen werden. Um in den Genuss dieser komplexen Wirkung zu kommen, sollten Frauen mindestens 95 Milligramm Vitamin C pro Tag aufnehmen, Männer benötigen 110 Milligramm. Einen deutlich höheren Bedarf auf Grund von Stoffwechselverlusten weisen Raucher auf. So brauchen Raucherinnen 135 Milligramm und Raucher 155 Milligramm am Tag, um ausreichend versorgt zu sein. Diese Werte werden laut der Deutschen Gesellschaft für Ernährungsfragen in Deutschland von allen Altersgruppen zuverlässig erreicht.

Nicht eine Spur überflüssig

Als unverzichtbare Spurenelemente für unsere Herzgesundheit gelten Kupfer, Mangan, Selen und Zink. Kupfer ermöglicht zum Beispiel die Resorption von Eisen, was wiederum die Bildung der roten Blutkörperchen und des Blutfarbstoffes Hämoglobin unterstützt. Mithilfe des Hämoglobins wird schließlich lebensnotwendiger Sauerstoff in die Zellen transportiert. Kupfer benötigen wir außerdem für den Schutz der Zellmembranen und zum Aufbau von Knochen, Haut und Haar. Enthält Ihr Speiseplan regelmäßig Vollkorngetreide, Hülsenfrüchte, Nüsse, Kakao, Kaffee, Tee und in Abständen vielleicht sogar Leber oder auch Schalentiere, ist der Bedarf mit Sicherheit gedeckt. Das Spurenelement Mangan kümmert sich im Körper um den Erhalt von Bindegewebe und Knorpeln. Es ist Bestandteil vieler Enzyme und schützt die Zellen vor oxidativem Stress, der Hauptursache für

Herz-Kreislauf-Erkrankungen. Oxidativer Stress wird durch freie Radikale ausgelöst und führt unter anderem zu Schäden an den Erbinformationen der Zelle. Zudem werden die Außenhüllen angegriffen. Ganz oben auf der Liste der Mangan-Lieferanten stehen Vollkorngetreideprodukte, also beispielsweise Weizenkeime, Haferflocken und Hirse oder auch Hülsenfrüchte, Leinsamen, Nüsse, grünes Blattgemüse und dunkle Beerenfrüchte. Als Antioxidans wirkt auch Selen. Beteiligt ist dieser Mikronährstoff an der Zellteilung, dem Zellwachstum und der Immunabwehr. Selen steckt in Kohl- und Zwiebelgemüse, in Linsen, Spargel und Nüssen, insbesondere den Paranüssen. Da diese aber auch vermehrt radioaktives Radium speichern, sollten Sie pro Tag lediglich zwei Stück essen. Für unser körpereigenes Abwehrsystem braucht es nun noch Zink. Tritt ein Zinkmangel auf, kann unser Herz in der Folge weniger gut mit oxidativem Stress umgehen. Und zu viel oxidativer Stress wird für Arteriosklerose und Herz-Kreislauf-Erkrankungen mitverantwortlich gemacht. Darüber hinaus ist Zink Bestandteil vieler verschiedener Enzyme und an zahlreichen Stoffwechselprozessen beteiligt. Mit Rind- und Schweinefleisch, Käse, Milch und Eiern lässt sich der Bedarf gut decken. Als pflanzliche Lieferanten gelten Cashew- und Pekannüsse, Weizen- oder Roggenkeimlinge.

Sicher fällt Ihnen auf, dass sich die Eigenschaften und Wirkweisen der Spurenelemente ähneln. Durch dieses Zusammenspiel ist es möglich, ein regelrechtes Bollwerk gegen schädliche Einflüsse von außen zu bilden. Bedingung ist lediglich die ausreichende Zufuhr. Das scheint mit Nahrungsergänzungsstoffen einfach zu sein. Der Handel mit diesen Präparaten boomt nicht ohne Grund, denn es erscheint so wunderbar einfach mit Tabletten oder Kapseln alle Stoffe aufzunehmen, die unser Herz so dringend benötigt. Doch so einfach ist es nicht.

Viel hilft viel?

Beim Thema Nahrungsergänzung gilt einmal mehr: „Die Dosis macht das Gift." Nicht selten kommt es zu ernsthaften gesundheitlichen Problemen, wenn Mikronährstoffe dauerhaft überdosiert werden. Magnesium zum Beispiel führt in zu hohen Dosen zu ausgeprägten Magen-Darm-Beschwerden mit Durchfall. Dazu kommen Blutdruckabfall und Muskelschwäche. Zu viel vom „Sonnenvitamin

D" führt anfänglich zu vermehrter Urinausscheidung, Durst und Übelkeit. Im fortgeschrittenen Stadium sind Nierensteine oder -verkalkungen möglich. Daher mein Appell an Sie: Wer sich auf Beipackzettel oder Dosierangaben verlässt, sollte immer vorsichtig bleiben. Noch sind Höchstmengen nicht gesetzlich verankert. Es gibt lediglich eine risikoorientierte Empfehlung für die Maximaldosis. Die Hersteller sind daran aber nicht zwingend gebunden. Um langfristig Folgeschäden zu vermeiden, sollten Sie die angegebene Tagesdosis keinesfalls überschreiten. Von Internetprodukten aus dem Ausland ist gänzlich abzuraten. Und ohnehin gilt grundsätzlich: Die Einnahme von Ergänzungspräparaten – auch wenn sie nötig sein sollten – sollten Sie immer mit Ihrem Arzt absprechen.

Die Gegenspieler

Hier ist Vorsicht geboten!
Diese Nahrungsmittel haben
keine Vorteile für Ihr Herz.

Ging es gerade um die Lebensmittel und Stoffe, die bei maßvoller Anwendung einen überwiegend positiven Effekt auf die Gesundheit Ihres Herzens und das allgemeine Wohlbefinden haben, so darf ein kritischer Blick auf einige echte Risikofaktoren der Ernährung nicht fehlen. Hier überwiegen die Negativeffekte, sodass sich Zurückhaltung lohnt.

Zucker – süße Gefahr für das Herz

Den meisten Menschen ist bewusst, dass zu viel Zucker schädlich sein dürfte. Und doch gibt es diese gewisse Gier auf Süßes. Die Vorliebe für Zucker entwickelt sich bereits im Säuglingsalter. Säuglinge lieben süße Aromen, da diese mit der Muttermilch assoziiert sind. Grund hierfür ist die darin enthaltene Laktose – der Milchzucker. Das

Suchtpotenzial von Zucker ist deshalb so hoch, weil dieser das Belohnungssystem im Gehirn aktiviert und die Freisetzung von Dopamin auslöst, das immer mit Vergnügen und Belohnung verbunden ist. Das Gehirn merkt sich dieses Gefühl und verknüpft es mit dem Genuss von Zucker.

ZU VIEL IST ZU VIEL: Laut der zwischen 2005 und 2007 durchgeführte Verzehrsstudie nehmen Erwachsene in Deutschland im Durchschnitt etwa 100 Gramm Zucker pro Tag zu sich. Das ist mehr als das Doppelte der von der Weltgesundheitsorganisation ursprünglich empfohlenen Menge. Der Überschuss wird im Fettgewebe des Körpers gespeichert und sorgt über kurz oder lang für ungesundes Übergewicht.

Essen wir ständig Zucker, muss der Organismus auf den rasanten Blutzuckeranstieg mit einer ebenso hohen Insulinausschüttung reagieren. Wenn die Zellen gegen das Hormon unempfindlich werden, droht eine Insulinresistenz und ein Diabetes Typ 2 ist schließlich die Folge. Auch der Fruchtzucker aus Früchten und Säften hat keine besseren Effekte und ist mit Vorsicht zu genießen.

Ob nun Übergewicht, Diabetes, Fettstoffwechselstörung oder Entzündungsprozesse: Jedes einzelne Problem steigert das Risiko für Herzerkrankungen enorm. Und die Summe aller potenziert die Gefahr. Um dem vorzubeugen, liegt die empfohlene Maximalmenge an freiem Zucker idealerweise bei nicht mehr als 25 Gramm pro Tag. Das sind etwa sechs Teelöffel zugesetzter Zucker. Berücksichtigt werden müssen sowohl der Anteil in Fruchtjoghurt, Fertiggerichten, Ketchup, Müsli oder Marmelade als auch alle „alternativen“ Zuckerarten wie Ahornsirup, Agaven-, Apfel- oder Birnendicksaft, Honig und Kokosblütenzucker. Nicht dazu gezählt werden Lebensmittel mit einem natürlichen Zuckergehalt wie beispielsweise Milch.

Als Optionen für den Einsatz von Zuckerersatz gelten künstliche Süßstoffe wie Saccharin und Aspartam. Sie sind kalorienfrei und haben keinen Einfluss auf den Blutzuckerspiegel. Gesundheitlich sind sie jedoch bedenklich. Vermutet wird, dass Aspartam möglicherweise Kopfschmerzen, Schwindel, Übelkeit oder Gedächtnisprobleme auslöst. Keine negativen Auswirkungen ließen sich bisher bei der Verwendung von Stevia beobachten. Erythrit und Xylit haben einen niedrigen glykämischen Index. Der Einfluss auf Blutzuckerspiegel und Insulinausschüttung fällt demnach deutlich geringer aus, auch liefern sie weniger Kalorien. Die Frage, ob Süßstoffe und Zuckeraustauschstoffe das Risiko von Herzerkrankungen erhöhen oder verringern ist bisher nicht restlos geklärt. Deshalb ist es wichtig, dass wir unseren eigenen Konsum im Blick behalten.

Wie das Salz in der Suppe

Der Ausdruck „wie das Salz in der Suppe" kommt nicht von ungefähr. Salz peppt jedes Essen auf, was vermutlich der Grund ist, warum wir häufig mehr Salz verwenden, als wir eigentlich sollten. Aktuell liegt der durchschnittliche Kochsalzverzehr in Deutschland bei etwa zehn Gramm am Tag. Laut der Deutschen Gesellschaft für Ernährung gelten lediglich 6 Gramm als unbedenklich. 50 Prozent der Männer und 38,5 Prozent der Frauen nehmen täglich sogar mehr als 10 Gramm Salz auf. Gleichzeitig jedoch sind weniger als drei Gramm gefährlich, braucht doch der Körper die im Salz enthaltenen Elektrolyte Natrium und Chlorid dringend. Zusammen mit Kalium, einem weiteren lebensnotwendigem Mineralstoff, sorgen sie für die Aufrechterhaltung des Wasser-, Elektrolyt- und Säure-Basen-Haushaltes im menschlichen Organismus. Natrium und Kalium regeln außerdem das Zusammenspiel von Nerven und Muskeln, weil sie den Aufbau der elektrischen Spannung an den Zellmembranen und damit die Weiterleitung von Nervenimpulsen ermöglichen. Und genau das ist so wichtig für die Muskelkontraktionen, die Herzfunktion und die Regulation des Blutdrucks. Dazu kommen noch viele weitere Prozesse, die ohne Salz nicht funktionieren würden.

Aber dauerhafte Überdosierung von Salz kann zu erhöhtem Blutdruck führen, weil durch das vermehrte Einlagern des Salzüberschusses im Körper mehr Flüssigkeit in das Herz-Kreislauf-System gelangt. Da zu viel Salz außerdem die Zusammensetzung des Darm-Mikrobioms verändert und damit das Entzündungspotenzial steigert, steht außer Frage, dass zu viel Salz das Herz gefährden kann.

Um das zu verhindern, braucht es einen pfiffigen Sparplan. Zunächst einmal geht es darum, genau die Lebensmittel seltener zu verwenden, die aufgrund ihrer Herstellung einen hohen Salzgehalt aufweisen. Gemeint sind nicht nur Fertiggerichte wie Pizza oder Pasta, auch Wurstwaren, Käsesorten, Bäckerbrot und selbst Kekse enthalten reichlich davon. Nicht alle diese Lebensmittel lassen sich problemlos vom Speiseplan streichen.

Mit dem Gegenspieler Kalium lässt sich zu viel Salz indes ein wenig kompensieren. Wissenschaftliche Untersuchungen bestätigten mehrfach, dass durch Kalium der Blutdruck sinkt und das Schlaganfallrisiko verringert wird. Gemüse und Obst enthalten viel Kalium, egal ob frisch oder tiefgefroren, Möhren, Tomaten, Aprikosen und Bananen ebenfalls. Auch Kartoffeln, naturbelassene Nüsse, einige Mehlsorten und sogar Bitterschokolade sind als Lieferanten nicht zu unterschätzen. Besonders konzentriert finden Sie den Mineralstoff in Tomatenmark oder Trockenobst. Vorsicht ist jedoch geboten, wenn eine schwere Nierenerkrankung besteht. In diesem Fall sollten Betroffene auf eine erhöhte Kaliumzufuhr verzichten.

GANZ EINFACH SALZ SPAREN: Wenn Sie beim Kochen häufiger Kräuter und Gewürze wie Oregano, Thymian, Paprika, Ingwer und Kurkuma verwenden, ist der Salz-Spar-Effekt enorm. Auch Zwiebeln, Knoblauch und Zitronensaft bringen reichlich Eigengeschmack. Ersetzen Sie Salz auf dem Tomatenstück einfach durch Pfeffer aus der Mühle und etwas frischen Basilikum. Probieren Sie es aus!

Echtes Herzrisiko: Transfette

Versteckt in Pommes frites, Tiefkühlpizza, Chips und Blätterteiggebäck trifft man auf ein weiteres Gesundheitsrisiko für unser Herz – die Transfette. Durch ihre Anwesenheit steigt nachweislich der Gehalt an LDL-Cholesterin im Blut, was wiederum die Plaquebildung begünstigt und langfristig zum Herzinfarkt führen kann. Transfette entstehen immer dann, wenn Lebensmittel und die darin enthaltenen ungesättigten Fettsäuren industriell stark verarbeitet werden. Auf den jeweiligen Zutatenlisten der Fertigprodukte verbergen sich Transfette hinter den Begriffen „pflanzliches Fett, zum Teil gehärtet“ oder „ungesättigte Fettsäuren, enthält gehärtete Fette“. Aber Vorsicht! Auch in Ihrer eigenen Küche entstehen Transfette immer dann, wenn Sie hitzeempfindliche Öle zu hoch erhitzen. Deshalb sollten Sie zum Braten und Frittieren nur raffinierte und hitzestabile Sorten nutzen, deren Rauchpunkt möglichst über 160 Grad liegt. Als gut geeignet gelten Butterschmalz, Ghee und Kokosfett. Auch natives Olivenöl extra vergine sowie raffiniertes Raps-, Erdnuss- und Sojaöl lassen sich ohne Probleme verwenden. Aber bitte jeweils nur einmal, denn Bratfett sollten Sie nicht mehrfach verwenden.

Hilft Rotwein dem Herzen?

Rotwein ist gut für das Herz: Nichts möchte der passionierte Rotweinliebhaber mehr glauben als diesen Klassiker unter den Alkoholrelativierungen. Aber stimmt das? Tatsächlich gab es diverse Studien, die darauf hindeuteten, dass Menschen mit geringem bis moderatem Alkoholkonsum länger leben. Zurückgeführt wurde dies auf mögliche gesundheitsfördernde Effekte, etwa die gefäßerweiternde Wirkung des Alkohols und die im Rotwein enthaltenen Phenole aus der Gruppe der sekundären Pflanzenstoffe, die das Bakterienwachstum hemmen und vor oxidativem Stress schützen sollen. Es ließ sich auch ein günstiger Einfluss auf Blutfette und Gerinnungsfaktoren vermuten. Leider muss ich Ihnen diesen Zahn hiermit ziehen: Mehrere groß angelegte Untersuchungen stellten klar, dass bereits eine moderate Zufuhr geringer Alkoholmengen zu ernsthaften Problemen führen kann. Insbesondere das Risiko einer möglichen Herzinsuffizienz steigerte sich nachweislich, aber auch gefährliches Vorhofflimmern trat deutlich häufiger auf. Regelmäßiger Alkoholkonsum hat Einfluss auf das Gleichgewicht der Elektrolyte im Körper, was deren Wirkweise stören kann. Zudem schädigen bereits geringe Menge die Zellen am Herzmuskel. Beide Effekte können den Herzrhythmus stören, was schließlich zu einem schnelleren und zu einem unregelmäßigen Herzschlag führen kann. Es hilft nichts, Alkohol ist bei allem Genusspotenzial vor allem auch ein Zell- und Nervengift. Aus diesen Gründen sind sich die Forscher einig, dass es immer noch am gesündesten ist, gar keinen Alkohol zu trinken.

DAS GANZ ENTSPANNTE HERZ

Zu viel negativer Stress ist schädlich für unser Herz. Um die Belastung besser steuern zu können, lohnt es sich besonders, einen genauen Blick auf das Thema Stress zu werfen.

Zwischen Hormonsturm und Gefühlschaos

Macht Stress krank oder hat er sogar positive Aspekte? Kommen Sie Ihrem Stress auf die Spur.

Eine medizinische Fachzeitschrift zeigte vor einigen Jahren folgendes Bild: Der Betrachter schaute in den Lauf einer Pistole. In der Überschrift stand in großen Buchstaben: „Stress ist wie eine geladene Waffe." Und weiter: „Unbehandelt kann Stress genauso tödlich sein wie eine Pistolenkugel. Warten Sie nicht, bis der Schuss fällt. Holen Sie sich noch heute Hilfe!"

Dies ist sicher eine sehr drastische Darstellung der möglichen Auswirkungen von Stress. Sie ist aber nicht ganz unbegründet – auch und vor allem wenn wir auf Ihr Herz blicken. Bezeichnend an diesem Beispiel ist jedoch vor allem, dass Stress in den Medien vorrangig als krankmachend behandelt wird, weshalb er in den Köpfen der meisten Menschen negativ behaftet ist. Dass Stress die Gesundheit und sogar das Leben bedrohen kann, hat gut untersuchte medizinische Gründe. Durch anhaltenden und hohen Stress besteht für unseren menschlichen Organismus ein erhöhtes Risiko für so ziemlich alles von einer leichten Erkältung bis hin zu einer lebensbedrohenden Erkrankung des Herz-Kreislauf-Systems, sogar Krebserkrankungen. Der Tenor der letzten Jahrzehnte lautete deshalb Stressreduktion und Stressmanagement. Das ist auch sinnvoll, denn die Auswirkungen von chronischem und damit krankmachendem Stress auf unsere Gesundheit sind so gravierend, dass es sich lohnt, immer wieder auf sie hinzuweisen. Obwohl jeder weiß, dass Stress krank machen kann, hat sich am Lebensstil und am Stresslevel in unserer Gesellschaft noch nicht viel geändert. Im Gegenteil: Statt einer Entschleunigung findet sogar noch eine Beschleunigung des Alltags statt: ständige Erreichbarkeit, grenzenloses Arbeiten, Familie, Hobbys ... Vielleicht geht es auch Ihnen so?

Was bei Stress im Körper passiert

Unter medizinischen Gesichtspunkten ist die physiologische Stressreaktion eine Abfolge von biochemischen Prozessen in unserem Gehirn und Körper, die durch einen Stimulus, genannt „Stressor", in Bruchteilen von Sekunden angestoßen wird. Nimmt unser Gehirn über die Sinnesorgane Gefahr durch einen solchen Stressor wahr, werden binnen von Sekunden Stresshormone in die Blutbahn freigesetzt. Im Zentrum dieser Reaktion stehen zwei Systeme. Das erste wichtige Netzwerk in dieser Stressreaktion ist das autonome Nervensystem, das im Wesentlichen zwei gegensätzliche Anteile hat: den Sympathikus (Stressnerv) und den Parasympathikus (Ruhenerv). Die Fasern dieses entwicklungsbiologisch sehr alten Systems erreichen nahezu jeden Winkel unseres Körpers und unserer Organe. Es steuert lebenswichtige Funktionen, darunter auch die Funktion unseres Herzens, also Herzfrequenz und Schlagkraft. Unter Stress übernimmt der Sympathikus die überwiegende Rolle in diesem Zusammenspiel. Binnen kürzester Zeit werden die Stresshormone Adrenalin und Noradrenalin aus den Nebennieren in die Blutbahn freigesetzt. Eine der wichtigsten Aufgaben dieser sogenannten Katecholamine ist es, den Kreislauf so einzustellen, dass das Herz und die lebenswichtigen inneren Organe auch bei einem verletzungsbedingten Blutverlust noch mit ausreichend Blut versorgt werden. Das zweite wichtige System ist die sogenannte Stress-Achse zwischen Hypothalamus, Hypophyse und Nebennierenrinde. Wenige Minuten nach Beginn einer Gefahrensituation wird Cortisol in den Blutkreislauf abgegeben, ein Botenstoff, der den Stoffwechsel vieler Organe anregt sowie Zucker und Fette für die Bereitstellung von Energie aus unseren Speichern mobilisiert.

JETZT ODER NIE: Ziel dieser Stressreaktion ist es, den Körper kurzfristig in die Lage zu versetzen, auf die erhöhten körperlichen und geistigen Anforderungen blitzschnell reagieren zu können. Das ist eine urzeitliche physiologische Reaktion, die das Überleben sichern sollte: die sogenannte Kampf-Flucht-Reaktion.

Dank dieser evolutionären Entwicklung waren unsere Vorfahren bei Gefahr schneller in der Lage zu reagieren und in einem Energieschub alle Kräfte ihres Körpers zu aktivieren, um das eigene Leben durch Flucht zu retten oder im Kampf zu verteidigen. Denken Sie an einen angreifenden Tiger: eine Leben-oder-Tod-Situation, es geht um alles. Für solche Situationen hat die Evolution die Stressreaktion entwickelt. Sie ist eine notwendige Reaktion des Organismus, um auf seelische oder körperliche „Angriffe" und Belastungen zu reagieren.

Wenn Stress gefährlich wird

Tatsächlich ist die ursprüngliche Stressreaktion evolutionsbiologisch also nicht dafür vorgesehen, unsere Gesundheit zu schädigen oder uns zu töten, wie es das eingangs beschriebene Bild vermittelt, sondern soll unser Überleben sichern. In diesem Zusammenhang ist interessant, dass die Stressreaktion auch aktiviert wird, wenn Sie körperlich aktiv sind, also etwa im Park joggen gehen oder auf dem Heimtrainer trainieren.

UNTERSCHIEDLICHE SIGNALE, GLEICHE REAKTION: Es geht bei der Stressreaktion nicht darum, ob ein positiver oder ein negativer Stimulus vorhanden ist: Ein sich anbahnender erster Kuss einer Person, der man sich romantisch verbunden fühlt, oder ein drohender erster Kuss von einer Person, der man sich überhaupt nicht romantisch verbunden fühlt, löst die gleichen Prozesse der Stressreaktion in uns aus.

Sie erleben also naturgemäß ständig Stressreaktionen, ohne dass Ihnen dies bewusst ist oder es als negativ empfunden wird. Wann aber wird der Stress gefährlich und was können Sie dagegen tun? Zunächst einmal unterscheidet man zwischen chronischem und akutem Stress. Bei chronischem Stress ist die Stressreaktion über Zeiträume von Monaten oder Jahren daueraktiviert, bei akutem Stress nur kurzfristig für Minuten oder Stunden. Chronischer Stress bedeutet, dass der Körper ständig in Alarmbereitschaft ist: die Hormone, die physischen und psychischen Reaktionen, das ganze Programm. Genau dieses hormonelle Dauerfeuer, insbesondere der ständig erhöhte Cortisolspiegel, auch Cortisol-Stress genannt, ist die geladene Pistole. Die psychischen Folgen sind chronische Erschöpfungszustände, heute allgemein als Burn-out-Syndrom bekannt. Für das Herz und die Gefäße sind es die mechanischen Belastungen durch den erhöhten Blutdruck im Herzen selbst und im Blutgefäßsystem,

IHR WARNSYSTEM FÜR STRESS

Ihr Körper zeigt Ihnen deutlich an, wenn er im Stress ist. Versuchen Sie die Symptome wahrzunehmen.

KÖRPERLICHE UND PSYCHOSOMATISCHE SYMPTOME

- Blutdruck
- Schlafstörungen
- Erschöpfung
- Schwindel
- Tinnitus
- verminderter Appetit
- Übelkeit
- Herzrasen
- Muskelverspannungen
- Rückenschmerzen

PSYCHISCHE STRESS-SYMPTOME

- Schuldgefühle
- Reizbarkeit
- Müdigkeit
- Nervosität
- Depressionen
- Aggressivität
- Apathie
- Traurigkeit
- Vergesslichkeit
- Angstgefühle

STRESSSYMPTOME IM VERHALTEN

- schnelles Sprechen
- Aktionismus
- Nägelkauen
- Ruhelosigkeit
- häufiges Weinen
- ständiges Zuspätkommen
- vor dem Computer essen
- trotz Krankheit arbeiten

die chronischen Stress so gefährlich machen. Unter Dauerstress zirkulieren permanent erhöhte Mengen von Adrenalin, Noradrenalin und Cortisol im Blutkreislauf. Während uns diese Hormone einerseits zu höheren geistigen und körperlichen Leistungen verhelfen, schädigen sie mittel- bis langfristig unseren Organismus.

Was das Herz stresst

Überall im Körper finden sich Bindungsstellen, sogenannte Rezeptoren, für die Stresshormone. Auch am Herzen. Adrenalin und Noradrenalin haben am Herzen qualitativ die gleichen Wirkungen. Der Sinusknoten, unser interner Herzschrittmacher (siehe S. 16), wird durch diese Katecholamine regelrecht wachgerüttelt. Er liegt direkt im Herzen und wird einerseits durch das zentrale Nervensystem und andererseits durch Hormone entsprechend der körperlichen Belastung aktiviert oder gehemmt. Er wird reizbarer, entlädt sich schneller und die Reizleitungsgeschwindigkeit unseres Reizleitungssystems im Herzen steigt. Das heißt nichts anderes als: Das Herz schlägt schneller. Zudem wird die Kontraktionskraft der gesamten Herzmuskulatur gesteigert, da auch Herzmuskelzellen Bindungsstellen für die Stresshormone haben. Durch Steigerung der Herzfrequenz und der Pumpkraft fördert das Herz mehr Blut in den Kreislauf, das Herzminutenvolumen, also die vom Herzen pro Minute geförderte Blutmenge (siehe S. 40), wird erhöht, sodass Muskeln und Organe schneller und mit mehr Sauerstoff und Energieträgern (Zucker und schnell mobilisierbaren Fetten) versorgt werden. Darüber hinaus steigt der systolische und diastolische Blutdruck, der sich zum einen durch das erhöhte Herzminutenvolumen erklärt, und zum anderen durch eine stresshormonbedingte Verengung bestimmter Gefäße im Körperkreislauf, die in einer Kampf-oder-Flucht-Situation gerade nicht überlebenswichtig sind (zum Beispiel der Verdauungstrakt). Das führt zu einem erhöhten Widerstand im Gefäßsystem. An anderer Stelle (Skelettmuskulatur, Herz) werden die Gefäße erweitert. So findet eine Umverteilung der Durchblutung zu jenen Organen statt, die in einer potenziell lebensbedrohlichen Situation für Flucht oder Kampf optimal funktionieren müssen.

Doch welchen „Schaden" kann Ihr Herz dabei nehmen? Das gesunde, gut durchblutete und trainierte Herz kann mit kurzfristigem Stressphasen in der Regel gut umgehen. Der Anstieg von Puls und

Blutdruck in normalen Grenzen ist eine Notwendigkeit für die körperlichen und geistigen Anforderungen des Alltags und kann vom Herzen gut kompensiert werden. Bedenken Sie, dass dieses großartige Organ in der Lage ist, in einem durchschnittlich langen Leben zwischen 2,7 Milliarden Mal bei Männern und etwa 3,3 Milliarden Mal bei Frauen zu schlagen.

WIR ERINNERN UNS: Die Herzfrequenz variiert von einer Ruheherzfrequenz von 60 Schlägen pro Minute bis zu, je nach Anforderung, 180 Schlägen pro Minute in Hochbelastungssituationen. Im Effekt pumpt das Herz zwischen fünf Litern pro Minute in Ruhe und bis zu 20 Liter bei untrainierten Menschen und bis zu 35 Liter bei Leistungssportlern. Eine unglaubliche Leistung, die zeigt, wie belastbar dieses Organ ist.

Dauerstress bringt die Gefahr

Problematisch ist dagegen eine dauerhafte Aktivierung der Stressachse und des Stressnervs. Steht der Organismus unter Dauerspannung, sind die Adrenalin- und Cortisolspiegel im Blut permanent zu hoch. Puls und Blutdruck sowie der Blutzucker- und Blutfettspiegel sind dauerhaft erhöht. Das Gefäßsystem leidet langfristig unter der vermehrten mechanischen Beanspruchung und es kommt zu Verletzungen der Gefäßinnenwand mit chronischen Entzündungsprozessen, fortschreitenden Ablagerungen von Blutfetten (Cholesterin) und Einwanderung von Bindegewebszellen in die Gefäßwände, die zu Gefäßverengungen (sogenannten Plaques) und einer Störung der Durchblutung des Herzens führen. Die Folge ist eine Unterversorgung des Herzmuskels mit Sauerstoff. Bei hochgradigen Einengungen oder einem plötzlichen Verschluss durch Ruptur einer Plaque an einer solchen Engstelle folgt schlimmstenfalls ein Herzinfarkt.

Ein durch Dauerstress leidendes, erkranktes und dazu untrainiertes Herz kann schlechter mit akuten Stressphasen umgehen. Bei einem Herz mit gesunden Gefäßen finden wir ein komplexes Zusammenspiel der Stresshormone, des autonomen Nervensystems und lokalen Stoffwechsels an den Gefäßen, das die Weite der Herzkranzgefäße und die Durchblutung des Herzens reguliert. Diese Regulationsmechanismen sind bei arteriosklerotisch, also chronisch entzündlich veränderten, verdickten und verkalkten Gefäßen gestört. Folge ist eine verminderte Durchblutung des Herzmuskels und damit ein Sauerstoffmangel. Dieser rührt zum einen vom gestörten Blutfluss in den arteriosklerosisch verengten Gefäßen selbst her, zum anderen sind Störungen dieser Regulationsmechanismen, die die Gefäße bei erhöhter Herzarbeit weit stellen sollen, verantwortlich. Der Sauerstoffmangel wird durch einen weiteren Prozess noch verschärft: Durch die auf Grund des Stresses kürzere Abfolge der Herzschläge verkürzen sich auch Systole und Diastole (siehe S. 19) des Herzens. Das ist relevant, da die Durchblutung des Herzmuskels ausschließlich in der Erschlaffungsphase erfolgt. Gleichzeitig ist durch die vermehrte Arbeit der Sauerstoffverbrauch der Herzmuskulatur erheblich gesteigert, und zwar mehr, als es der gesteigerten Herzleistung entspricht. Das Missverhältnis von Sauerstoffbedarf und Angebot wird damit noch gravierender. Durch den Sauerstoffmangel an den Herzzellen werden die Herzmuskeln empfindlicher und sind erregbarer, wodurch Herzrhythmusstörungen wie etwa Extraschläge (Extrasystolen) auftreten können. In seltenen Fällen kommt es sogar zu akut lebensbedrohlichem Herzrasen bis hin zu Kammerflimmern, wobei das Herz funktionell stillsteht. Darüber hinaus kann ein ausgeprägter Sauerstoffmangel zu einem Absterben von Herzmuskelzellen führen, gerade dann, wenn die Herzkranzgefäße schon erkrankt und verengt sind.

Der gesamte Organismus steht bei Dauerstress unter nicht nachlassender Anspannung und kommt nicht mehr zur Ruhe. Die Folgen sind weitgreifend und führen zu unruhigem Schlaf, Erschöpfung, Konzentrationsstörungen und Gereiztheit und nicht selten laufen wir Gefahr, eine Depression oder einen Burn-out zu entwickeln. Zudem wird das Immunsystem geschwächt, wir sind anfälliger für Infekte, entwickeln chronische Entzündungen, die auch das Gefäßsystem betreffen und zur Atherosklerose führen, was schlussendlich in Herzinfarkten und Schlaganfällen münden kann. Zusätzlich erhöht das Cortisol unseren Blutzuckerspiegel und fördert so Diabetes.

Sie sehen, es ist nicht nur für Ihr Herz besonders wichtig, dass Sie eindeutige Stresssymptome ernst nehmen: Wenn Sie vermehrt Stress wahrnehmen und auch die Symptome erkennen, bleiben Sie nicht untätig. Ein Gespräch bei Ihrer Hausärztin kann ein erster Schritt sein, einen Weg aus dem Dauerstress herauszufinden.

MEIN STRESSTAGEBUCH

Prüfen Sie, was genau Sie gestresst hat und wie Sie das nächste Mal reagieren könnten.

TAG/UHRZEIT/ORT:

____

SITUATION: Was hat mich heute gestresst? Was war positiv am heutigen Tag? Was hat mir Freude bereitet?

____

____

REAKTION: Wie habe ich reagiert? Was fühle ich in der Situation? Gab es körperliche Reaktionen? Aus welchen Grund habe ich die Situation negativ gewertet?

____

____

ANALYSE: Was genau hat mich gestresst? War das stressige Gefühl gerechtfertigt? Kommt der Stressor von außen oder setze ich mich selbst unter Druck? Hätte ich anders reagieren können? Usw.

____

____

PLAN: So reagiere ich das nächste Mal!

____

____

Die Herz-Hirn-Achse

Zwischen Herz und Hirn gibt es tatsächlich eine Verbindung über Nervenbahnen. Die Forschung hat dieses Phänomen lange unbeleuchtet gelassen und sich erst in den letzten zwei Jahrzehnten vermehrt damit beschäftigt. Das Herz ist in das sogenannte autonome Nervensystem eingewoben, das entwicklungsgeschichtlich einer der ältesten Teile unseres Gehirns ist. Das autonome Nervensystem steht über Nervenfasern mit dem Hypocampus in unserem Gefühlszentrum in Verbindung. Dies ist auch der Grund, warum sich eine negative Gefühlslage wie Ängste und Depressionen und auch mentaler Stress belastend für die Herzgesundheit auswirken können (siehe S. 141). Die häufigste Herzrhythmusstörung überhaupt, das Vorhofflimmern wird, so lassen es wissenschaftliche Untersuchungen vermuten, durch eine Überaktivität des sympathischen Anteils des autonomen Nervensystems mit verursacht. Der Abbau von Stress, Ängsten und Depressionen unter Zuhilfenahme der in diesem Buch näher beschriebenen Entspannungsverfahren kann sich also präventiv positiv im Hinblick auf Herzrhythmusstörungen auswirken.

Ein gesundes Herz – auch Kopfsache

Ob und wie stark sich Stress schädlich auf unsere Gesundheit auswirkt, hängt nach neuen Erkenntnissen auch davon ab, wie wir ihm innerlich gegenüber eingestellt sind, ihn also für schädlich halten oder nicht. Nach den Ergebnissen einer Studie an der Universität Wisconsin-Madison sterben Menschen früher oder leben länger, je nachdem wie sie über den eigenen Stress denken!

GEFAHR DURCH NEGATIVE WAHRNEHMUNG: Die Teilnehmer der Wisconsin-Studie, die sich hohem Stress ausgesetzt sahen und annahmen, dass sich ihr persönlicher Stress stark auf die Gesundheit auswirke, hatten ein 43 Prozent erhöhtes Risiko eines vorzeitigen Todes. Dagegen war bei jenen Menschen, die sich ebenfalls einem hohen Stressniveau ausgesetzt sahen und wenig bis gar keinen Einfluss von Stress auf die Gesundheit erwarteten, keine Einschränkung der Lebenserwartung zu verzeichnen.

Ein weiteres überraschendes Ergebnis der Studie war, dass die Lebenserwartung einer dritten Gruppe befragter Studienteilnehmer, die im Wesentlichen keinen Stress in ihrem Leben empfanden, ebenfalls unter derjenigen der Stressakzeptierer lag. Stress korreliert also anscheinend sogar mit einem geringeren Sterberisiko – wenn man nur die richtige Einstellung dazu hat.

Es wird noch spannender. Wie oben beschrieben, steigt aufgrund der Adrenalin- und Noradrenalinausschüttung im Rahmen der Stressreaktion die Herzfrequenz und die Adern ziehen sich zusammen. Dies geschieht bei Arteriosklerose auch an den Herzkranzgefäßen. Das Resultat: Sauerstoffmangel. Doch das muss nicht so sein. Wissenschaftler der Universität Harvard fanden heraus, dass wir mit der Kraft unserer Gedanken Einfluss auf die Weite unserer Gefäße nehmen und diese entspannt und offen halten können, sodass der Blutfluss auch unter Stress uneingeschränkt bleibt und das Herz ausreichend mit Blut und Sauerstoff versorgt wird. In der Studie wurden die Teilnehmer angeregt, ihre empfundenen körperlichen Reaktionen in einer Stresssituation – also das Herzklopfen und die häufigere und tiefere Atemfrequenz – so zu bewerten, dass die körperlichen Reaktionen nicht schädlich, sondern förderlich für sie sind, weil das Herz, das Gehirn und die Muskeln dadurch vermehrt mit Sauerstoff und Energie versorgt werden und deshalb die geistige und körperliche Leistungsfähigkeit für eine bevorstehende Aufgabe gesteigert wird. Das Ergebnis war, dass die blutverteilenden Gefäße in einer simulierten Stresssituation entspannt und weit blieben. Das Herz schlug also trotz Stress mit einer uneingeschränkten Blutversorgung. Wermutstropfen: Der genaue Mechanismus hierzu ist noch unbekannt und lässt noch keine Empfehlungen im Umgang damit zu. Was uns die moderne Wissenschaft über Stress lehrt, ist aber zum einen, das Thema auf jeden Fall angehen. Zum anderen ist es entscheidend, wie man über Stress denkt. Es kann Ihnen also helfen, Ihre Stressreaktion so zu bewerten, dass Sie Ihrem Leben und Ihrer Lebenserwartung zuträglich ist.

Beginnen Sie doch damit, ein Stresstagebuch zu führen, wie Sie es auf der vorherigen Seite finden. Das kann ein guter Start sein, Ihren Stressauslösern auf die Spur zu kommen und zu analysieren, wie Sie beim nächsten Mal eine Stresssituation für sich entschärfen können. Ein wichtiger Stressabbaufaktor ist aber die Entspannung. Es gibt viele Möglichkeiten, hier eine Methode zu finden, um dem akuten Stress etwas entgegenzusetzen.

Entspannung tut gut

Es gibt eine Vielzahl von Entspannungsmethoden und sicherlich findet jeder mindestens eine, die gefällt.

Wie Sie sicher ahnen, ist die Idee der totalen Stressvermeidung ein Irrweg. Sie können Stress nicht vermeiden. Ein besserer Weg ist es, zu lernen, mit ihm produktiv umzugehen. Dazu gehört auch, belastendem Stress mit Techniken zu begegnen, die für Entlastung sorgen. Wer diese in seinen Alltag einbaut und sie zur Selbstverständlichkeit werden lässt, ist in seinem Stressmanagement ganz vorne dabei. Noch ein Tipp, bevor wir uns den verschiedenen Entspannungstechniken zuwenden: Wenn Sie mehr darüber erfahren wollen, wie Sie „Stress positiv nutzen" können, dann schauen Sie doch mal in das gleichnamige Buch von Prof. Andreas Hillert, das ebenfalls bei der Stiftung Warentest erschienen ist.

Welches Entspannungsverfahren ist nun für Sie in akuten Stresssituationen wirksam? Es gilt für Sie herauszufinden, welches Entspannungsverfahren Ihnen gefällt. Die Wirkung entfaltet sich dabei vor allem über das autonome Nervensystem, auf das Sie sonst keinen Einfluss haben, da es die Körperfunktionen unwillkürlich steuert. Der Sympathikus fährt herunter, der Parasympathikus tritt in den Vordergrund. Die Atmung wird vertieft, Blutdruck und Puls sinken, die Muskelspannung nimmt ab und die Blutgefäße erweitern sich. Es braucht sicher vor allem erst einmal Motivation, um sich zu entspannen und sich zu erholen. Der wichtigste Schritt ist, sich Zeit dafür zu nehmen. Zeit vielleicht sogar, um einen Kurs zu besuchen und langfristig am besten täglich ein paar Minuten Übungszeit einzuplanen. Menschen brauchen die Erkenntnis, dass eine Verhaltensweise – in diesem Fall das Anwenden einer Entspannungsmethode – einen positiven Effekt auf das eigene Erleben und die Gesundheit hat. Was es einfacher macht: Entspannungsmethoden sind leicht zu erlernen und meistens auch sehr einfach anzuwenden. Einige wenige Methoden brauchen nur ein wenig mehr Übung und ein gewisses Engagement.

Entspannung statt Pillen

Entspannungstraining gilt heute therapeutisch als wichtige Maßnahme, um Stress und seinen Folgen entgegenzuwirken und körperliches und psychisches Wohlbefinden zu erzeugen, ohne äußere Hilfsmittel oder Substanzen wie Psychopharmaka zu benötigen. Die Effekte auf Körper und Psyche sind bei den verschiedenen Verfahren vergleichbar. Positive Effekte stellen sich sehr schnell und spürbar ein, sowohl auf physiologischer als auch auf psychologischer Ebene. Ruheherzfrequenz und Blutdruck sinken. Die Konzentration der Stresshormone fällt ab. Sie haben psychologisch eine positivere Einschätzung Ihres Körpers, die Körperwahrnehmung steigt, geistige Leistungen verbessern sich und das Selbstbewusstsein bekommt einen Schub. Die Gelassenheit gegenüber den Stresssituationen des Alltags kann so verinnerlicht werden.

UNTERSTÜTZUNG BEI DER GENESUNG: Aufgrund der erwiesenen positiven Effekte von Entspannungsverfahren auf die psychische und körperliche Gesundheit, insbesondere auf die Herzgesundheit, ist das Entspannungstraining heute ein wichtiger Bestandteil der kardiologischen Rehabilitation. Die Wissenschaft hat gezeigt, dass sich Krankheitsverläufe bei herzkranken Patienten positiv beeinflussen lassen.

Bisher steht das Erlernen von Entspannungstechniken allerdings eher unter dem Vorzeichen der Sekundärprävention. Das bedeutet, dass man beispielsweise zu verhindern versucht, dass sich ein weiterer Herzinfarkt einstellt. Sinnvoller ist aber ein früheres Tätigwerden: Da sich die präventiven Effekte der Entspannungsverfahren auch bei Gesunden, und hier sogar noch ausgeprägter, auswirken, lassen sich mit ihnen Herz-Kreislauf-Erkrankungen vermeiden oder ihr Auftreten zumindest hinauszögern. Bei allem, was Sie nun erfahren werden, gilt: Gut ist, was guttut! Probieren Sie einige der folgenden Übungen aus und vertiefen Sie das Gelernte mit einem Kurs oder mit einem Trainer. Manche Krankenkassen übernehmen hier auch die Kosten. Fragen Sie nach.

Es sei noch erwähnt, dass sich die Wahl der persönlichen Erholungsmaßnahme auch an der Art der Stressbelastung orientieren kann. Es ist durchaus bedeutsam, dass eine Aktivität gewählt wird, die der täglichen Belastung komplementär gegenübersteht. So erholt sich ein Büromensch eher mit sportlicher Aktivität, ein körperlich arbeitender Mensch hingegen sollte eher kein körperbetontes Entspannungsverfahren zum Erholen wählen. Wer sitzend arbeitet und dann auch noch sitzend entspannt, wird Probleme haben, das für Erwachsene empfohlene Mindestpensum von 150 Minuten moderater Bewegung pro Woche zu erreichen. In diesem Fall ist eher eine aktive Entspannung mit Bewegung gesundheitsförderlich. Also legen wir los.

Eine Fantasiereise: Autogenes Training

Alles, was Sie für autogenes Training brauchen, ist ein wenig Übung und ein bisschen Fantasie. Das autogene Training nutzt die Vorstellungskraft, um in einen Zustand der Tiefenentspannung zu gelangen. Der Psychiater Johannes Heinrich Schultz entdeckte in den 1930er-Jahren bei seinen Untersuchungen mit Selbsthypnose, dass seine Patienten allein in der Lage waren, sich in einen entspannten Zustand zu versetzen. Sie lernten, körperliche und emotionale Anspannungen zu lösen. Fortan nannte er dieses Verfahren autogenes Training. Heute ist es eines der wichtigsten zu therapeutischen Zwecken eingesetzten Entspannungsverfahren. Die Methode hat viele positive Effekte: Sie führt zu mehr Gelassenheit und Ruhe, reduziert Stress, steigert die Konzentrations- und Leistungsfähigkeit.

Über Konzentration und Formulierungen wie „Ich bin ganz ruhig" und „Mein Arm ist ganz schwer", sogenannte Autosuggestionen, können die Trainierenden entspannen. Stellt man sich vor, wie der Arm schwer wird, entspannen sich tatsächlich unbewusst die Muskeln. Konzentriert man sich in gleicher Weise auf ein Wärmegefühl, werden die Blutgefäße erweitert, ebenfalls unbewusst. Die „Schwereübung" und die „Wärmeübung" gehören zu den Übungen der Grundstufe, die man in einem wenig zeitaufwendigen Kurs am besten lernen kann. Durch das sukzessive Durchlaufen der Übungen tritt eine immer tiefergehende Entspannung des Körpers ein. Weitere Anwendungen sind die Herzübung („Mein Herz schlägt ganz ruhig"), die Übung „Wärme in der Bauchregion", die Kopfübung („Meine Stirn ist angenehm kühl") oder die Atemübung.

DIE SCHWEREÜBUNG

Mit etwas Übung können Sie und Ihr Herz von autogenem Training besonders profitieren.

Sorgen Sie dafür, dass Sie an einem ruhigen Ort für 10–15 Minuten ungestört sind. Vermeiden Sie störende Geräusche und grelles Licht (zünden Sie gern eine Kerze an). Achten Sie auf eine angenehme Raumtemperatur. Schuhe, Schmuck, Uhren und Brillen sollten nach Möglichkeit abgelegt werden. Eine Entspannung ist im Stehen, Sitzen oder Liegen mit Decken, Kissen oder Ähnlichem möglich. Idealerweise liegen Sie, die Arme neben dem Körper und die Beine ausgestreckt oder angewinkelt nebeneinander. Sie können auch in der Kutscherhaltung sitzen: Leichtes Vorbeugen und entspanntes Abstützen mit den Oberarmen auf den Oberschenkeln, den Kopf entspannt hängen lassen. Sagen Sie sich die folgenden Dinge selbst oder lassen Sie sich von einem Partner durch die Übung führen.

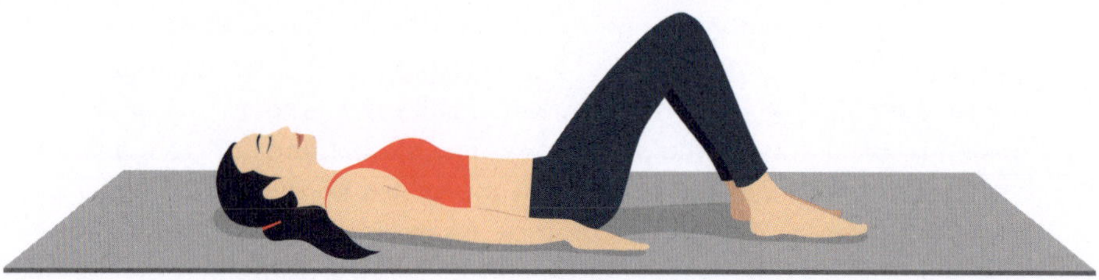

1 **SCHLIEßEN SIE IHRE AUGEN.** Lenken Sie Ihre Aufmerksamkeit auf Ihren dominanten Arm: Rechtshänder rechts, Linkshänder links. Spüren Sie die Schwerkraft und das Gewicht Ihres Armes. Bemerken Sie die Schwere, die schon da ist.

2 **BLEIBEN SIE MIT IHRER AUFMERKSAMKEIT** bei Ihrem Arm. Verstärken Sie das Gefühl der Schwere mit der Suggestion: „Mein rechter/linker Arm ist ganz schwer." Und dann achten Sie in den folgenden Augenblicken darauf, was Sie fühlen. Wiederholen Sie die Suggestion ein paar Mal, immer mit ausreichend Zeit dazwischen, um sich auf das Gefühl konzentrieren zu können.

3 **SPÜREN SIE, WIE DER ARM** immer schwerer wird und wie entspannend das ist. Und nun reisen Sie mit Ihrer Aufmerksamkeit durch Ihren Körper zu Ihrem anderen Arm, danach zum einen Bein, dann zum anderen. Auch hier sagen Sie sich selbst mehrfach die entsprechend angepasste Suggestion (links/rechts; Arm/Bein). Nehmen Sie wahr, wie sich die Entspannung im ganzen Körper ausbreitet.

4 **ZUM BEENDEN DER ÜBUNG** bewegen Sie einfach Ihre Finger und Zehen, machen Sie eine Faust und strecken Sie sich. Öffnen Sie Ihre Augen. Diesen Teil bezeichnet man als „Rücknahme". Auch wenn Sie ihre Muskeln wieder anspannen, bleibt das Entspannungsgefühl erhalten.

Wenden Sie den Ablauf der Schwereübung auch bei der Wärmeübung an und suggerieren Sie sich und Ihrem Körper ein Gefühl von Wärme, also etwa so: „Mein Arm ist ganz warm." Stellen Sie sich dieses Gefühl von Wärme vor, vielleicht von einer Wärmequelle. Ihr Geist geht voraus, Ihr Körper folgt. Je häufiger Sie üben, sich den Zustand vorzustellen, desto mehr weiten sich tatsächlich die Blutgefäße, wodurch das Gefühl von Wärme verstärkt wird. Der Blutdruck sinkt, die Entspannung tritt ein.

DIE ATEMÜBUNG: Wie bei der Schwereübung lässt sich auch die Atmung beeinflussen, die in Stresssituationen flach und schnell ist. Wählen Sie sich eine Suggestion, zum Beispiel „Mein Atem ist ganz ruhig", und wiederholen Sie diese, bis sich Körper und Geist entspannen. Die Atmung wird ruhiger und tiefer. Auch dies können Sie formulieren: „Jeder Atemzug ist ruhig und tief."

Lassen Sie sich auf diese Methode ein und bedenken Sie, dass das autogene Training eine seit fast einem Jahrhundert angewandte und wirksame Entspannungstherapie ist. Fangen Sie mit diesen leichten Übungen an und variieren Sie. Sie werden merken, dass es Ihnen immer schneller gelingen wird, sich damit zu entspannen. Wenn Sie merken, dass Ihnen das autogene Training guttut, vertiefen Sie ihre Fähigkeiten in einem Kurs und werden Sie zu einem Experten.

Ganz bei sich sein: Meditation

Meditation ist eine Praxis, bei der man sich auf einen bestimmten Gedanken, ein Objekt oder den Atem konzentriert, um den Geist zu beruhigen und eine tiefere Bewusstseinsebene zu erreichen. Es gibt unterschiedliche Meditationstechniken. Besonders beliebt sind Atemmeditationen, Fantasiereisen, der Body Scan (eine bewusste Reise durch alle Körperteile), die Klangmeditation sowie die Visualisierungs- oder Dankbarkeitsmeditation. Unabhängig von der Art der praktizierten Meditation kann eine Reduktion von Angst und anderen negativen Emotionen, die zu chronischem Stress beitragen, stattfinden. Zudem können die Aufmerksamkeit und die Lernleistung gesteigert werden. Konflikte werden als weniger belastend wahrgenommen oder aus einer anderen Perspektive gesehen. All das kann stressreduzierend wirken und das Selbstwertgefühl steigern. In mehreren Studien konnte gezeigt werden, dass sich das Risiko einen Herzinfarkt oder Schlaganfall zu erleiden, durch Meditation wesentlich verringern kann. Nach fünf Jahren Meditation kam es in einer amerikanischen Studie zu einer Verringerung der Gesamtsterblichkeit, der Herzinfarkt- und Schlaganfallrate um 48 Prozent. Studienteilnehmer, die über den Studienzeitraum hinaus noch mindestens einmal pro Woche meditierten, zeigten einen Rückgang um sogar 68 Prozent.

Eine abschließende Erklärung, warum Meditation die beschriebenen positiven Auswirkungen hat, fehlt bislang. Aber ein zentraler Wirkmechanismus scheint zu sein, dass über Jahre erlernte emotionale und kognitive Reaktionen wieder verlernt werden können. So bemerken wir oft nur, dass wir Ärger spüren, die Reize und negativen Gedanken, die dafür verantwortlich sind, sind uns aber nicht oder nicht mehr bewusst. Durch Meditation können wir lernen, alle Aspekte unserer psychischen Reaktion zu erkennen, und uns davon innerlich zu distanzieren, sodass langfristig die Häufigkeit und die Intensität negativer Gefühle merklich abnehmen. Gleichzeitig ist das auch der erste Schritt zu einer Auseinandersetzung mit den eigenen Stressbeschleunigern. Wichtig ist Regelmäßigkeit. Dafür reichen dann schon fünf bis zehn Minuten pro Tag. Und wenn Sie das Gefühl haben: „In meinem stressigen Tagesablauf findet sich keine Zeit für derartige Übungen", stehen Sie ruhig einmal fünf bis zehn Minuten früher auf, denn Meditation hat einen interessanten positiven Nebeneffekt: Sie wirkt erholsamer, als wenn Sie diese Zeit noch im Bett liegen geblieben wären.

FRAGEN SIE NACH: Viele Krankenkassen haben mittlerweile eigene Programme zur Anleitung der Meditation. Darunter sind auch Online-Angebote, die sich oft auch mit dem Smartphone absolvieren lassen. Solche Kurse werden bisweilen auch finanziell unterstützt.

Im Moment bleiben: Achtsamkeitstraining

Achtsamkeit ist das bewusste Wahrnehmen des Moments mit allen Sinnen. Die Konzentration auf das, was gerade passiert – anstatt sich dem Stress des sich ständig drehenden Gedankenkarussells hinzugeben und erlebte Konfliktsituationen wieder und wieder zu durchdenken oder schon den übernächsten Termin durchzuspielen. Durch Achtsamkeitspraxis lernen Sie Gedanken, Körperempfindungen und Sinneseindrücke zu beobachten, ohne diese zu bewerten. Das Ziel ist, mehr Akzeptanz gegenüber Situationen und Personen zu entwickeln und Beschwerden oder Gedanken als weniger quälend zu empfinden. Diese Technik hilft im Alltag, Stressoren zu erkennen, zu akzeptieren und die Fähigkeit zu erlernen, Abstand davon zu bekommen. Das Schöne an Achtsamkeitstraining ist: Es ist denkbar einfach zu erlernen und kann immer und überall praktiziert werden.

PROBIEREN SIE ES AUS: Genießen Sie beispielsweise einmal ganz bewusst ihre Tee- oder Kaffeepause. Reservieren Sie sich Zeit für sich. Nehmen Sie alles ganz bewusst wahr, angefangen beim Geruch der Teeblätter oder des frischen Kaffeepulvers bis zum aufsteigenden Wasserdampf aus der Tasse. Fühlen Sie das Gefühl der Wärme der Tasse in den Händen, schmecken Sie das Getränk Schluck für Schluck bis hin zum letzten Tropfen.

Diese kurze Auszeit wirkt Wunder auf den Stresspegel. Der Effekt: Die Gedanken sind bei dem, was man gerade macht und nicht bei zurückliegenden Konflikten oder bevorstehenden Terminen. Legen Sie, wann immer Sie etwas tun, Ihren Fokus auf den Moment. Das kann auch das Ausräumen des Geschirrspülers sein. Bleiben Sie mit ihrer Aufmerksamkeit ganz und gar bei dem, was Sie gerade tun.

Übung und Regelmäßigkeit bringen den Erfolg, daher ist ein Training empfehlenswert, um diese Fähigkeit auszubauen und von ihren Effekten zu profitieren. Das Achtsamkeitstraining „Mindfulness-Based Stress-Reduction“ (MBSR) ist eine Meditationstechnik, die vom Molekularbiologen Jon-Kabat Zin in den 1970er-Jahren entwickelt wurde, um den Dauerschmerz von Schmerzpatienten zu lindern. Ein MBSR-Kurs läuft insgesamt über einen Zeitraum von acht Wochen. Es wird im Rahmen des Kurses wöchentlich gemeinsam in der Gruppe meditiert (Dauer etwa zwei Stunden). Ein weiterer Bestandteil des Programms sind tägliche Achtsamkeitsübungen, die zu Hause durchgeführt werden. Dies umfasst etwa 45 bis 60 Minuten tägliche Meditationspraxis.

Auch bei MBSR gilt: Viele Krankenkassen haben Achtsamkeitsmeditation aufgrund der guten wissenschaftlichen Daten als Präventivmaßnahme anerkannt und geben Zuschüsse zu MBSR-Kursen. Fragen Sie bei Ihrer Krankenkasse nach. Oft erhalten Sie dort auch eine Liste von zertifizierten Trainern.

Gutes tun tut dem Herz gut

Erlauben Sie mir an dieser Stelle noch einen spannenden Einschub ganz anderer Art: Wussten Sie, dass soziales Engagement unser Herz vor Stress schützt? Verantwortlich dafür ist das Hormon Oxytocin. Es wird auch Bindungshormon, im Volksmund gar „Kuschelhormon" genannt, denn es bringt Menschen einander näher. Besonders eindrucksvoll sieht man das bei Mutter und Kind nach der Geburt. Auch Umarmungen mit Menschen, die wir mögen und lieben, bringen dieses Hormon in den Umlauf des Kreislaufes, genauso wie es für die Glücksgefühle nach einem Orgasmus verantwortlich ist.

Es muss aber nicht gleich ein Orgasmus sein, es genügt schon, wenn Sie sich etwa um andere Menschen kümmern, um eine Ausschüttung von Oxytocin zu bewirken. Was das nun mit Ihrer Herzgesundheit zu tun hat? Oxytocin ist ein wahres Multitalent. Viele Organe im Körper haben Rezeptoren für Oxytocin, das eine schützende Funktion hat und Regenerationsprozesse anstößt. Es unterstützt die Zellheilung und wirkt entzündungshemmend. Das ist auch der Grund, warum Oxytocin, das somit auch zu den Stresshormonen gehört, im Verlauf einer Stressreaktion in die Blutbahn freigesetzt wird. Es wirkt einer Verengung der Blutgefäße in Stressphasen entgegen, ist also ein Gegenspieler des Noradrenalins.

Aus kardiologischer Sicht ist es besonders interessant, dass auch die Herzmuskelzellen Oxytocinrezeptoren haben. Hier bewirkt das Hormon eine Regeneration von Herzzellen, die unter einer akuten Stresssituation, einem Sauerstoffmangel oder der mechanischen Beanspruchung eines hohen Blutdruckes gelitten haben. Dieses Stresshormon stärkt also Ihr Herz.

Die Natur hat folglich in die physiologische Stressreaktion einen Regenerationsmechanismus eingebaut. Oxytocin bewirkt, dass Sie sich schneller von akutem Stress erholen. Das heißt: Kuscheln und umarmen Sie so viel und so oft wie möglich. Wenden Sie sich Ihren Mitmenschen zu, halten Sie Ihre sozialen Kontakte am Leben oder reaktivieren Sie sie. Gute soziale Beziehungen, idealerweise in einem dichten sozialen Netzwerk, können in einem Alltag mit hohem Maß an Stress sowie in Krisenzeiten eine Quelle menschlicher Unterstützung sein. Denn sich zu unterstützen, zu kuscheln und zu umarmen, heißt ihr Herz zu schützen.

Progressive Muskelrelaxation nach Jakobson

Der amerikanische Arzt Edmund Jacobsen veröffentlichte schon 1929 eine Therapiemethode, deren Prinzip aufgrund ihrer guten Wirksamkeit bis heute angewandt wird. Jacobsen fand heraus, dass sich die menschliche Psyche durch Beeinflussung der Willkürmuskulatur genannten Skelettmuskulatur positiv beeinflussen lässt. Das Vorgehen ist denkbar einfach: Durch gezieltes Anspannen und Entspannen einer Abfolge verschiedener Muskelgruppen wird sowohl eine körperliche als auch eine psychische Entspannung erreicht. Nacheinander geht man so durch den ganzen Körper, inklusive des Gesichts. Die fortlaufende Inanspruchnahme der Muskelgruppen und die dadurch fortschreitende geistige Entspannung gab der progressiven Muskelrelaxation (PMR) ihren Namen. Sie macht sich die Wechselwirkung von körperlicher und psychischer Entspannung zu Nutze. Das systematische Reduzieren der körperlichen Spannung in der Skelettmuskulatur induziert ein zunehmendes psychisches Ruhegefühl. Um das Verfahren mit Erfolg durchzuführen ist eine Anleitung durch einen Experten in einem Kurs sinnvoll.

(!) **ABER ACHTUNG: Wenn sie an einer ausgeprägten Herzschwäche leiden, kann die Anspannung der Muskeln zu einer überhöhten Belastung von Herz und Kreislauf führen. Das bedeutet nicht, dass die PMR für Sie ungeeignet ist, sondern dass eine Anleitung durch einen erfahrenen Trainer sinnvoll ist, damit die Anspannungsintensität entsprechend angepasst werden kann.**

Die folgende Übung soll Ihnen helfen, einen Eindruck von der Methode zu bekommen und Sie motivieren, diese Methode zu erlernen: Nehmen Sie auf einem bequemen Stuhl Platz und lehnen Sie sich an. Stellen Sie beide Füße parallel auf den Boden. Legen Sie die Hände flach auf die Oberschenkel. Schließen Sie die Augen. Atmen Sie ruhig ein und aus. Sie können dabei beim Einatmen die Dehnung und zunehmende Spannung des Brustkorbes beachten, anschließend die Entspannung beim Ausatmen. Spannen Sie die Muskulatur der dominanten Hand und des Unterarms an, in dem Sie sie zu einer Faust ballen. Fünf bis sieben Sekunden halten. Dabei ruhig weiteratmen, nicht verkrampfen. Entspannen Sie die Muskulatur bei der nächsten Ausatmung. Öffnen Sie die Faust und lassen Sie die Hand für 45 bis 60 Sekunden schlaff liegen. Bemerken Sie den Unterschied zwischen vorheriger Anspannung und der jetzigen Entspannung, während Sie mit Ihrer ganzen Aufmerksamkeit noch bei den Muskeln bleiben. Wiederholen Sie diesen Prozess mit dem anderen Arm. Bevor Sie die Übung beenden, spüren Sie in sich hinein, ob sich etwas verändert hat.

Das regelmäßige Training ermöglicht es, Ihren Körper besser zu kontrollieren. Es befähigt Sie, die in den Muskeln vorhandene, unwillkürliche Grundspannung bewusst zu reduzieren und darüber eine psychische Entspannung herbeizuführen. Dadurch kann die progressive Muskelrelaxation bei psychischen Belastungssituationen, stressgetriggertem Bluthochdruck oder Spannungskopfschmerzen und Muskelverspannungen helfen.

Körper, Atem und Geist: Yoga

Eigentlich ist Yoga mehr als eine schnelle Entspannungsübung. Es ist durchaus eine Lebensphilosophie, die alle Aspekte des Lebens abdeckt. Dennoch verbindet diese 2000 Jahre alte Praxis gleich drei Stress reduzierende Aktivitäten: Bewegung, Atmung und Meditation. Und das macht es für das Herz besonders spannend. Es gibt verschiedene Richtungen des Yoga, in denen jede dieser drei Aspekte mehr oder weniger stark gewichtet werden. Durch die Kombination dieser drei ist Yoga eine quasi ganzheitliche Entspannungsmethode. Yoga kann Schmerzen reduzieren, verbessert die Beweglichkeit und Koordination und fördert die Achtsamkeit.

IN DER YOGA-MY-HEART-STUDIE wurde festgestellt, dass sogar Herzrhythmusstörungen und hier insbesondere Extrasystolen – also zusätzliche Herzaktionen aufgrund spontaner elektrischer Entladungen im Herzmuskel oder Reizleitungssystem – positiv zu beeinflussen waren. Der Grund liegt vermutlich in den Atemtechniken und deren stabilisierender Wirkung auf das autonome Nervensystem.

Wenn Sie jetzt daran zweifeln, dass Sie körperlich beim Yoga mithalten können, dürfen Sie beruhigt sein. Die verschiedenen Richtungen

BEI SICH ANKOMMEN

Nach den Übungen sollten Sie in sich hinein fühlen und prüfen, welche Übung Ihnen gutgetan hat.

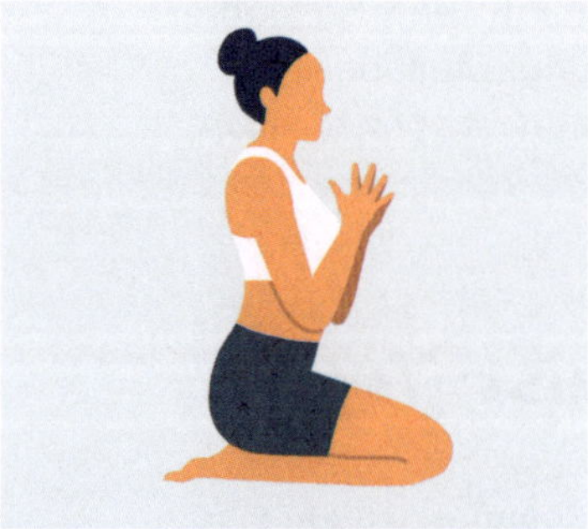

Übung #1: Setzen Sie sich in den Fersensitz, legen Sie die Handflächen vor der Brust aneinander. Atmen Sie tief durch die Nase ein, halten die Luft für zwei Sekunden an und atmen langsam durch Mund oder Nase aus. Wiederholen Sie den Atemzyklus neun Mal.

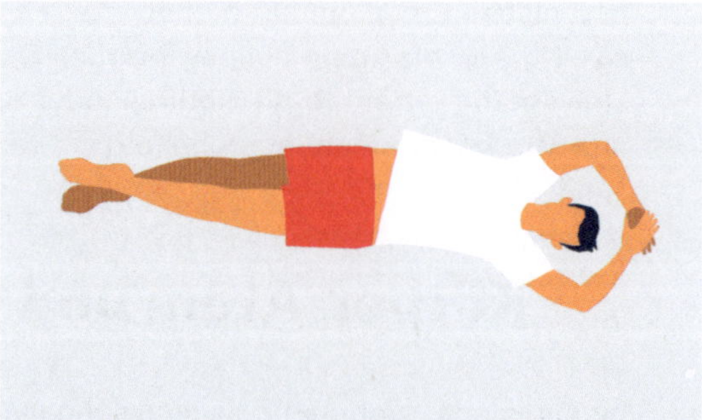

Übung #2: Der Oberkörper ist in Rückenlage leicht zur linken Seite gekrümmt. Schlagen Sie den linken Knöchel über den rechten und kreuzen Sie die Handflächen über dem Kopf. Spüren Sie in sich hinein, fühlen die Dehnung und atmen Sie einige Minuten tief durch die Nase ein und durch den Mund aus. Legen Sie sich gerade hin und spüren nach, ob sich Ihr Körpergefühl verändert hat. Danach wechseln Sie die Seite.

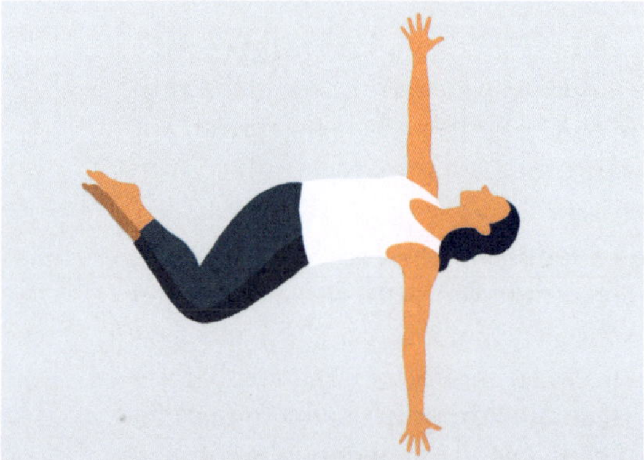

Übung #3: Legen Sie sich auf den Rücken und achten darauf, dass Ihre Schulterblätter Kontakt zur Unterlage haben. Nun strecken Sie die Arme seitlich aus, die Handflächen zeigen dabei nach oben. Danach ziehen Sie die Beine an, die Füße bleiben dabei fest auf dem Boden. Lassen Sie beide Knie nach links auf den Boden sinken. Atmen Sie tief durch die Nase ein und durch den Mund aus. Danach wechseln Sie zur anderen Seite.

des Yoga legen die Schwerpunkte entweder auf Bewegung, Atmung oder Energiearbeit. Es lohnt sich also, verschiedene Schulen anzuschauen, um den richtigen Kurs für sich zu finden. Achten Sie auch darauf, dass Sie mit dem Lehrer auf einer Wellenlänge sind. Um einen ersten Eindruck zu bekommen, was für Sie taugt, können Sie sich die nebenstehenden drei Übungen einmal in Ruhe anschauen.

Spazierengehen nicht vergessen

Sie kennen vielleicht diesen Drang, nach draußen zu gehen, wenn einem die Decke auf den Kopf fällt. Sie wissen also intuitiv, dass ein Waldspaziergang gut für Sie ist, er kann den Blutdruck und den Puls senken und die Stresshormone werden abgebaut. Das geschieht zum einen durch die Bewegung selbst (siehe S. 46), zum anderen vermuten Wissenschaftler dahinter Duftstoffe, die von den Bäumen, Pflanzen sowie von bodenlebenden Organismen freigegeben werden. Die Studienlage ist zwar noch nicht sattelfest, aber unbestreibar ist sicher, dass ein Aufenthalt an der frischen Luft in Feld, Wald und Wiese mit und ohne Duftstoffe den Stress reduziert.

In Japan gibt es seit einigen Jahren einen Trend, bei dem der Spaziergang auf eine besondere Art durchgeführt wird. Waldbaden nennen die Japaner das und es ist wie eine Wiederentdeckung der Langsamkeit. Man spaziert sehr langsam auf einer kurzen Strecke von ungefähr 200 Metern mit erhöhter Achtsamkeit für die Umgebung. Und ist kein Wald in der Nähe, tut es auch eine Parkanlage.

DIE VISUELLE KRAFT DES WALDES: An der Universität Illinois wurden gestressten Studienteilnehmern Bilder von Wäldern gezeigt. Allein das schien stressreduzierende Wirkung zu haben, denn beim Anschauen der Bilder verlangsamte sich der Puls und das Stresshormon Cortisol nahm ab.

Ein Waldbild an der heimischen Wohnzimmerwand kann also vielleicht sinnvoll sein. Doch es gibt weitere Möglichkeiten: Spazieren Sie möglichst mehrmals in der Woche, mindestens 30 Minuten. Um den Effekt der Stressreduktion noch zu verstärken, können Sie während des Spaziergangs meditieren. Geh-Meditation nennt sich das und ist eine Art der Achtsamkeitsübung, die dem Zen-Buddhismus entstammt. Der Hintergrund ist, dass wir unsere Beine und Füße jeden Tag benutzen, um Kilometer für Kilometer abzureißen, ohne uns dies vor Augen zu führen. Sie wissen bereits, dass Achtsamkeit bedeutet, Dinge, die Sie tun, bewusst ausführen. Dadurch werden Gedanken an die nächste zu erledigende Aufgabe, das Gedankenwälzen vergangener Ereignisse oder Gedanken an die Sorgen von morgen völlig irrelevant. Es zählt nur der gegenwärtige Moment.

Tai-Chi

Tai-Chi ist historisch gesehen eine Kampfkunst, die auch als Schattenboxen bezeichnet wird. Die Bewegungen werden sehr langsam ausgeführt, beanspruchen aber trotz bzw. gerade wegen ihrer Langsamkeit die Muskulatur. Außerdem werden Koordination und Gleichgewicht trainiert und somit die Körperhaltung gekräftigt und stabilisiert. Auch die Atmung wird einbezogen und so verbindet Tai-Chi Bewegung mit Atemübungen und Meditation. Ideal, um Stress abzubauen, zur Ruhe zu kommen und die Konzentration zu fördern.

Die Vielzahl von strikt vorgegebenen Übungsfolgen, sogenannte „Formen", deren Bewegungen immer wieder bewusst und kontrolliert ausgeführt werden, erfordert Konzentration und Wahrnehmung der Vorgänge im eigenen Körper. Schon 15 bis 20 Minuten täglich fördern die Beweglichkeit und die Widerstandsfähigkeit gegenüber Stress.

OHNE NEBENWIRKUNGEN: Tai-Chi eignet sich auf Grund der insgesamt geringen körperlichen Anstrengung gleichermaßen als Ausgleichs-, Präventions- und Reha-Sport. Es gibt praktisch keine Kontraindikationen und kaum ein Risiko für Verletzungen oder Überanstrengungen. Weil dagegen die positiven Wirkungen so vielfältig sind, eignet es sich besonders für die Behandlung von Bluthochdruck und Herz-Kreislauf-Erkrankungen.

Idealerweise besucht man einen Kurs zur Anleitung durch einen fachkundigen Trainer, der Fehler sofort erkennt und korrigiert. Fragen Sie auch bei Ihrer Krankenkasse nach: Viele Kassen unterstützen diese Präventionsmaßnahme.

Den körperlichen Stresssymptomen nachfühlen: Biofeedback

Biofeedback-Geräte sind eine Errungenschaft der Technik. Die sensiblen Messinstrumente werden genutzt, um unbewusst regulierte Prozesse ins Bewusstsein zu heben. Körperfunktionen wie Herzschlag, Muskelspannung oder Blutdruck unterliegen der unwillkürlichen Steuerung durch das vegetative Nervensystem.

Biofeedback-Geräte ermöglichen es dennoch, Einfluss zu nehmen. Mit physiologischen Messungen, beispielsweise zu Puls, Hautleitwert (dem Maß für die Fähigkeit der Haut, elektrischen Strom zu leiten), Muskelaktivität und Hirnströmen wird der gegenwärtige „innere Zustand" des Körpers auf einem Bildschirm sichtbar oder über einen Lautsprecher hörbar gemacht. Die sensiblen Geräte zeigen uns die Aktivität des vegetativen Nervensystems. Wenn Sie nun eines der beschriebenen Entspannungsverfahren anwenden, können Sie den Einfluss Ihrer Übungen visuell verfolgen und etwa beobachten, wie sich Ihr Blutdruck positiv verändert. Das motiviert nicht zuletzt auch, mit den Übungen fortzufahren. Aus wissenschaftlicher Sicht bringt die Kombination von progressiver Muskelentspannung mit Biofeedback die besten Erfolge. Der große Vorteil der Kombination mit Biofeedback ist dabei die Rückmeldung für die Probanden. Durch die sichtbare Veränderung wird die Motivation, die Methode zu erlernen, gestärkt.

In Trance entspannen: Hypnose

Hypnose, sogar Selbsthypnose als Entspannungsverfahren? Das mag bei Ihnen zunächst Skepsis auslösen. Allerdings hat die Hypnose in den letzten Jahrzehnten durchaus den Sprung aus dem Abseits der Schulmedizin geschafft und sich bei den wirkungsvollen therapeutischen Methoden der Psychotherapie und Psychosomatik eingereiht. Immer mehr Ärzte und Patienten erkennen ihre Bedeutung an, da technische Untersuchungsmethoden wie das funktionelle MRT heute zeigen können, dass Hypnose kein Hokuspokus ist, sondern ein natürlicher Zustand tiefer Entspannung und Konzentration mit erhöhter Aufmerksamkeit. Der Zustand der Hypnose, auch Trance genannt, ist ein natürlicher Zustand unseres Geistes.

BEHANDLUNG MIT QUALITÄT: In Deutschland darf aus gesetzlicher Sicht zwar jede Person eine Hypnose anbieten, wenn sie sie nicht zu heilkundlichen Zwecken einsetzt. Dennoch sollten Sie hier unbedingt auf Erfahrung und Qualifikation setzen und nur einen ausgebildeten Hypnosetherapeuten, also einen Arzt oder Psychologen mit entsprechender Zusatzqualifikation, besuchen. Fragen Sie doch mal bei Ihrem Hausarzt oder Ihrer Krankenkasse nach.

Hypnose vermag sehr schnell einen Zustand der psychischen und körperlichen Tiefenentspannung herzustellen, deshalb ist sie entgegen der landläufigen Meinung wenig zeitintensiv und auch in einem geschäftigen Berufsalltag platzierbar. Schon in einer Sitzung lassen sich einfache Techniken zur Entspannung erlernen. Dabei werden sogenannte Anker gesetzt. Das können individuelle Worte, Gedanken oder zu berührende Gegenstände sein, mit denen der Entspannungszustand im Unterbewusstsein „verknüpft“ wird. Wird dieser Anker in den heimischen Wänden oder am Arbeitsplatz „genutzt“, kann man sich in wenigen Sekunden wieder in den Zustand der Tiefenentspannung versetzen.

Hypnose und Selbsthypnose gehen also Hand in Hand. Üblicherweise lernt der Hypnotisierte, sich gedanklich an einen Rückzugsort zu begeben, der für ihn Entspannung und Ruhe bedeutet: Ein einsamer Strand, eine Waldlichtung, eine Blumenwiese oder auch das eigene Heim, das ist sehr individuell. So ist man in der Lage sich in einer Stresssituation im Alltag an diesem Rückzugsort eine mentale Auszeit zu nehmen, sich zu entspannen und Energie zu tanken. Die Stresshormone sinken und stressbezogene Symptome werden positiv beeinflusst. So ist man bestens für den Alltagsstress gewappnet.

Achten Sie auf gesunden Schlaf

Gesunder Schlaf ist von entscheidender Bedeutung für unsere körperliche und geistige Gesundheit. Während des Schlafes – insbesondere dem im Tiefschlaf – werden nicht nur Körper und Geist regeneriert, sondern es werden auch wichtige Funktionen wie Gedächtnisbildung und Hormonregulation ausgeführt. Eine ausreichende Schlafdauer ermöglicht es dem Körper, sich vollständig zu erholen und die notwendigen Funktionen auszuführen. Es wie eine Generalüberholung während des Schlafs.

Eine weitere wichtige Komponente eines gesunden Schlafs ist die Schlafqualität. Eine ununterbrochene Schlafphase, die tiefe und ruhige Schlafphasen beinhaltet, ist entscheidend für eine gute Schlafqualität. Unterbrechungen des Schlafs können durch verschiedene Faktoren wie Lärm, Licht, Unbehagen im Bett oder Stress verursacht werden. Diese Unterbrechungen können zu einem oberflächlichen Schlaf führen, der nicht ausreichend erholsam ist.

Die Schlafumgebung spielt ebenfalls eine wichtige Rolle bei einem gesunden Schlaf. Eine bequeme Matratze und Kissen, passende Bettwäsche und eine angenehme Temperatur im Schlafzimmer tragen alle dazu bei, dass wir uns im Bett wohlfühlen und besser schlafen. Auch Faktoren wie Lärm und Licht können die Schlafumgebung beeinträchtigen. Eine ruhige und dunkle Umgebung ist daher am besten geeignet, um einen gesunden Schlaf zu fördern.

Regelmäßige körperliche Aktivität kann dazu beitragen, dass wir uns tagsüber müder fühlen und schneller einschlafen. Eine ausgewogene Ernährung und der Verzicht auf Alkohol, Nikotin und koffeinhaltige Getränke vor dem Schlafengehen können ebenfalls dazu beitragen, einen gesunden Schlaf zu fördern. Auch Stressmanagement-Techniken wie Yoga oder Meditation können dazu beitragen, die Schlafqualität zu verbessern.

Schlafmangel führt zu gesundheitlichen Problemen, wie erhöhtem Risiko für Diabetes, Herz-Kreislauf-Erkrankungen und Depressionen. Es ist daher wichtig, auf einen gesunden Schlaf zu achten und bei schweren Schlafproblemen professionelle Hilfe in Anspruch zu nehmen. Insgesamt ist ein gesunder Schlaf unerlässlich für unser Wohlbefinden und unsere Gesundheit. Eine angemessene Schlafdauer, gute Schlafqualität, eine passende Schlafumgebung und ein gesunder Lebensstil können alle dazu beitragen, dass wir uns ausgeruht und erfrischt fühlen und optimal funktionieren können. Übrigens: Etwa 10 bis 15 Minuten vor dem Einschlafen entspannt sich ihr Körper auf eine Weise, die man auch natürliche Trance nennt. Ihre Atmung wird ruhiger, Ihr Herzschlag ebenfalls und Ihre Muskeln beginnen sich zu entspannen. Laut Untersuchungen ist in diesem Zustand Ihr Unterbewusstsein zugänglich. Das können Sie nutzen! Denken Sie jetzt an positive Dinge, dann starten Sie auch ausgeglichen in den nächsten Tag. Wer darüber nachdenkt, was alles schlecht läuft, füttert sein Unterbewusstsein mit negativen Gedanken.

RITUALE FÜR GESUNDEN SCHLAF

Das Zauberwort für guten Schlaf ist Schlafhygiene. Hier können Sie einiges tun.

- Gehen Sie erst ins Bett, wenn Sie wirklich müde sind und nicht weil Sie denken, dass Sie müssen. Sonst braucht der Körper viel zu lang, um zur Ruhe zu kommen und das wiederum macht unruhig und nervös.

- Schaffen Sie eine angenehme Schlafumgebung: Sorgen Sie für ein ruhiges, dunkles, kühles und gut belüftetes Schlafzimmer. Verwenden Sie die für Sie bequemste Bettwäsche und Kissen, um für maximalen Komfort zu sorgen.

- Lüften Sie noch einmal vor dem Schlafengehen. Der höhere Sauerstoffgehalt hilft beim Ein- und Durchschlafen. Experten empfehlen übrigens eine Raumtemperatur von 16 bis 18 Grad.

- Ernennen Sie Ihr Schlafzimmer zu technikfreien Zone und lassen Sie Fernseher, Smartphone und Laptop einfach draußen.

- Entwickeln Sie Ihre ganz persönliche Routine vor dem Schlafengehen: Etablieren Sie für Sie entspannende Abläufe, um den Körper auf den Schlaf vorzubereiten. Das können leichte Dehnübungen, Meditation oder Atemübungen sein. Andere entspannt es, Musik zu hören oder ein Buch zu lesen.

- Nehmen Sie ein wohltuendes Bad oder eine warme Dusche vor dem Zubettgehen. Badezusätze mit Lavendel entspannen zusätzlich.

- Verzichten Sie auf schwere Mahlzeiten kurz vor dem Schlafengehen, da dies die Verdauung beeinträchtigen kann. Wenn Sie hungrig sein sollten, wählen Sie leichte und gesunde Snacks.

- Regelmäßige, körperlicher Aktivität kann die Schlafqualität verbessern. Achten Sie jedoch darauf, intensive Trainingseinheiten mindestens zwei bis drei Stunden vor dem Schlafengehen zu vermeiden.

- Wenn Ihnen zu viel durch den Kopf geht, versuchen Sie Ihre Gedanken zu fassen, diese zu notieren und somit aus dem Kopf zu verbannen.

Dem Stress weglaufen

In Bewegung bleiben kann wahre Wunder bewirken und das hat ein großes Stressabbau-Potenzial.

Viele Menschen betreiben regelmäßig Sport zur Entspannung. Typischerweise geht es darum, „den Kopf frei zu kriegen". Auch Spaziergänge haben bekanntlich diesen Effekt (siehe S. 121). Das ist ein Hinweis darauf, dass Bewegung und Sport tatsächlich helfen können, Stress abzubauen. Tatsächlich stehen hinter dieser weit verbreiteten Wahrnehmung konkrete physiologische Prozesse. Erinnern wir uns an die Urzeiten: Flucht oder Kampf führten zu körperlichen Anstrengungen, bei denen die in Form von Zucker und Fetten mobilisierten Energieträger von der Skelettmuskulatur und vom Gehirn rasch wieder verbraucht wurden. Das ist heute anders. Das Problem für unseren Organismus mit den Stressoren der Gegenwart ist, dass man ihnen kaum aus dem Weg gehen kann und wir im Dauerstress unter dem Dauerfeuer unserer Stresshormone stehen. Gleichzeitig fehlt unserem Organismus der Körpereinsatz, um die bereitstehenden und im Blut zirkulierenden Zucker und Fette zu verbrauchen, wenn wir uns nicht ab und zu bewegen. Da wir im Alltag in der Regel keinen lebensbedrohlichen Situationen ausgesetzt sind, vor denen wir davonlaufen müssen, sollten wir uns in unserem stressbeladenen Alltag Zeit für körperliche Aktivität nehmen. Genau das kommt jedoch bei vielen Menschen zu kurz.

Was passiert beim Sport?

Sport und Bewegung haben in ihrer Auswirkung auf die Stressreaktion den gleichen Effekt wie ein Sprint im Rahmen der Flucht beziehungsweise der energieverbrauchende Prozess einer Kampfhandlung in den rauen Vorzeiten. Zunächst einmal ist Sport ein Stimulus, der wie ein Stressor eine Stressreaktion mit Ausschüttung von

Stresshormonen hervorruft. Bedenken Sie, dass der Körper aktiviert wird und arbeiten muss. Der Kreislauf wird angeregt, wodurch vermehrt Sauerstoff und Energieträger in unsere Organe und ihre Zellen gelangen. Dies geschieht zum einen durch die Wirkung des Adrenalins an den Gefäßen der Skelettmuskulatur, das zum Zweck einer Durchblutungssteigerung die Gefäße weit stellt. Zum anderen stimulieren die durch den erhöhten Blutfluss entstehenden Scherkräfte an den Gefäßwänden die innerste Schicht der Arterien. Diese Scherkräfte bezeichnen die mechanische Kraft, die beim Blutfluss durch Reibung an der Gefäßwand entsteht. Hier, am sogenannten Endothel, wird Stickstoffmonoxid produziert und freigesetzt, ein Molekül, das seinen Weg in die Muskelschicht der Gefäßwände selbst findet und hier zu deren Entspannung und damit zur Erweiterung der Gefäße insbesondere an den Koronargefäßen führt. Die Folge der Freisetzung von körpereigenem Stickstoffmonoxid ist eine bessere Durchblutung und Sauerstoffversorgung der Herz- und Skelettmuskulatur.

An dieser Stelle findet letztlich der „Verbrauch" der Energieträger, also Zucker und Fette statt. Durch ihre Verstoffwechselung sinkt die Konzentration im Blut. Auch das Gehirn und die Herzmuskulatur verbrauchen eine Menge Energie. Beide arbeiten vermehrt unter sportlicher Belastung. Andererseits werden die Stresshormone durch den vermehrten Stoffwechsel inaktiviert und zu einem großen Teil ausgeschieden.

STRESS IM EINKLANG MIT DEM RUHENERV: Die beschriebenen Effekte der Bewegung sorgen dafür, dass Sympathikus und Parasympathikus wieder ins Gleichgewicht gebracht sind. Nach sportlicher Aktivität wird der Stressnerv Sympathikus ruhig und der Ruhenerv Parasympathikus aktiv. Das hat nicht zuletzt unmittelbare Auswirkungen auf das Herz und das Herz-Kreislauf-System, das über den sogenannten Vagusnerv des Parasympathikus mit dem autonomen Nervensystem in Verbindung steht.

Somit sorgt regelmäßige Bewegung dafür, dass die Pulsfrequenz sinkt, die Schlagkraft des Herzens reduziert wird und das Herzzeitvolumen, also die pro Zeit vom Herzen geförderte Blutmenge, sich normalisiert. Ein weiterer angenehmer Effekt sportlicher Betätigung ist die Freisetzung von Glückshormonen. Serotonin, Dopamin und Endorphine haben neben einer vor allem schmerzstillenden auch stimmungsaufhellende Wirkung. Sie sind der Grund dafür, warum wir uns nach sportlicher Aktivität ausgeglichener, wacher und sogar glücklicher fühlen. Bewegung ist also nicht nur gut für unseren Körper, sondern tut auch der Seele gut. Bewegung hat somit ganzheitliche Effekte, indem das Training durch die Steigerung der physischen Leistungsfähigkeit auch zu einem besseren Körpergefühl und damit letztlich zu einem höheren Selbstwertgefühl führt.

Um all diese Prozesse in Gang zu bringen, sind vor allem Ausdauersportarten empfehlenswert. Nordic Walking oder einfach etwas schnelleres Spazierengehen sind hier sehr sinnvoll. Laufen, Radfahren oder Schwimmen im Ausdauermodus sind ebenfalls Optionen. Auch moderater Kraftsport im Fitnessstudio ist empfehlenswert und der Unterstützung der oben genannten Prozesse dienlich. Aber Achtung, hier ist nicht die Rede von Leistungssport, dieser birgt das Risiko, seinerseits zum Stressor zu werden. Letztlich ist wichtig, dass Sie eine Sportart finden, die zu Ihnen passt und Ihnen Spaß macht (siehe S. 59).

Entspannung mit Tücken

Den einen oder anderen mögen Alkohol und Rauchen entspannen. Ihr Herz gehört nicht dazu!

An dieser Erkenntnis kommen Sie nicht vorbei: Raucher haben ein 65 Prozent höheres Risiko für einen Herzinfarkt als Nichtraucher und auch die Lunge leidet. Bereits eine Zigarette pro Tag erhöht das Risiko von Herz-Kreislauf-Erkrankungen. Sogar Passivraucher sind betroffen. Leider gelangen die Schadstoffe des Tabaks auf diese Weisen ebenfalls in den Körper. Motivieren Sie also sich oder auch Ihre Angehörigen mit dem Rauchen aufzuhören! Denn der Angehörige tut so etwas für seine Gesundheit und schützt aber auch Sie damit. Bereits nach einer Woche ohne Rauchen sinkt der Blutdruck und auch die Sauerstoffversorgung des Herzens verbessert sich. Es sollte vor allem dann zügig mit dem Rauchen aufgehört werden, wenn noch weitere Herzinfarkt-Risikofaktoren, wie Übergewicht, Bluthochdruck, hohe Cholesterinspiegel und Bewegungsmangel hinzukommen. Selbst bei starken oder jahrelangen Rauchern lohnt sich das Aufhören. Denn bereits nach wenigen Jahren des Rauchstopps sinkt das Herzinfarktrisiko spürbar. Mit dem Rauchen aufhören – aber wie? Das ist die eigentliche Frage. Denn leicht ist es auf keinen Fall. Doch Sie haben verschiedene Möglichkeiten, die Sie dabei unterstützen können.

1 NIKOTINERSATZTHERAPIE: Nikotinersatzpräparate können manchen Menschen vor allem in der ersten Phase des Aufhörens helfen. Die Entzugserscheinungen werden dadurch gemildert, denn sie geben zwar Nikotin ab, enthalten aber u. a. keinen schädlichen Teer und kein gefährliches Kohlenmonoxid. Inzwischen gibt es viele Präparate wie Kaugummis, Pflaster, Nasenspray und Lutschtabletten, die als ungefährlich eingestuft werden können. Durch die Ersatzpräparate sind Schlafstörungen, Heißhungerattacken oder Unruhe schwächer ausgeprägt und so für viele erträglicher. Bei starken Rauchern wird oftmals Nikotinnasenspray empfohlen.

2 THERAPIE IN DER GRUPPE: Sowohl beim Sport als auch in der Raucherentwöhnung ist es immer einfacher, sich „Komplizen“ zu suchen. Denn in der Gruppe gibt es Verständnis und Rückhalt. Inzwischen gibt es auf wissenschaftlicher Grundlage Raucherambulanzen in Kliniken. Manche Krankenkassen bezuschussen sogar Kurse dieser Art.

3 RAUCHSTOPP IN TRANCE: Inzwischen ist die klinische Hypnose ein anerkanntes Therapieverfahren, nicht nur bei Raucherentwöhnung (siehe S. 123). Nikotinabhängigkeit ist weniger eine körperliche Sucht als vielmehr die Gier nach Zigaretten im Kopf. Und genau da setzt die Hypnose zur Rauchentwöhnung an. Eine Studie der Universität Iowa hat Nikotin-Kaugummi, Nikotin-Pflaster und Nichtraucher-Hypnose miteinander verglichen. Die Hypnose war dreimal erfolgreicher als andere Methoden. Wieder andere Studien zeigen allerdings bedeutend weniger Erfolgsergebnisse. Die Raucherentwöhnung dauert etwa ein bis fünf Sitzungen. In jedem Fall sollte man darauf achten, dass ein dafür ausgebildeter Hypnosetherapeut oder Arzt die Sitzungen übernimmt.

Alkohol bleibt ein Nervengift

In geselliger Runde bei einem Glas Wein einfach den stressigen Alltag hinter sich lassen und entspannen: Das ist eine weit verbreitete und sicher bei dem einen oder anderen verlässliche Stressreduktionsmethode, doch eine ausgesprochen zweischneidige. Wenn es um Ihr Herz geht, sollte man auf Alkohol einen sehr kritischen Blick werfen: Entgegen der weitläufigen Meinung, dass Alkohol das Herzinfarkt-Risiko reduziere (siehe S. 97), erhöht bereits eine geringe Menge Alkohol täglich den Blutdruck. Es kann sogar vorkommen, dass bei Blutdruckpatienten der Alkohol die einzige Ursache ist. Die Gefahren durch einen erhöhten Blutdruck sind zwar oft bekannt, aber dennoch immer wieder zu betonen. So können Arteriosklerose, Vorhofflimmern, die arterielle Verschlusskrankheit, Herzschwäche oder auch Demenz auf sein Konto gehen. Und gerade für Menschen mit Herzrhythmusstörungen ist Alkohol besonders schädlich und erhöht oft die Häufigkeit und die Dauer von Arrhythmien wie zum Beispiel Vorhofflimmern. Und noch mehr: Alkohol enthält eine Menge Kalorien, die nicht selten zu Übergewicht führen und der Leber zusetzen. Auch hat er einen negativen Einfluss auf die Blutfette. Ganz gefährlich sind regelmäßige und ausufernde Trinkgelage, zum Beispiel an den Wochenenden. Sie verdoppeln das Risiko, an einem Herzinfarkt zu versterben.

EIN HARTNÄCKIGER MYTHOS: Wieso sind also so viele Menschen der Meinung, Rotwein schütze das Herz? Die blaue Schale der Weintraube enthält Flavonoide, insbesondere Resveratrol, ein Stoff, welcher Zellen und Gefäße vor toxischen Sauerstoffradikalen und Entzündungen schützen kann. Daher sagt man einem moderaten Rotweingenuss eine herzschützende Wirkung nach.

Was aber natürlich viel gesünder ist, ist einfach die Weintrauben als Obst zu essen oder in Form von Traubensaft zu trinken. Von meiner Seite gibt es eine ganz klare Empfehlung für alle herzgesunden Patienten: Trinken Sie als Frau auf keinen Fall mehr als ein alkoholisches Getränk pro Tag, Männer dürfen theoretisch 1 bis 2 Gläser am Tag trinken. Ich empfehle immer die Einhaltung von mindestens 3 alkoholfreien Tagen die Woche. Falls bei Ihnen bereits Herzerkrankungen oder Erkrankungen der Leber vorliegen, sollten sie sich individuell mit ihrem Arzt absprechen. Oder es einfach sein lassen!

HERZKRISEN ÜBERWINDEN

Herz-Kreislauf-Erkrankungen sind kein Urteil. Sie können sie verzögern oder sogar überwinden. Nutzen Sie dafür diesen Ratgeber.

Erkrankungen am Herz können Sie beeinflussen

Ohne Ihr Herz geht nichts. Darum lohnt es sich, vor allem bei Herzerkrankungen aktiv zu werden.

Herz-Kreislauf-Erkrankungen gehören zu den häufigsten gesundheitlichen Problemen und aufgrund der steigenden Lebenserwartung der Bevölkerung ist für die meisten dieser Erkrankungen davon auszugehen, dass die Zahl der betroffenen Patienten in den kommenden Jahren weiter steigen wird. Erfreulicherweise sind die meisten der häufigen Herz-Kreislauf-Erkrankungen heute gut behandelbar. Dies gilt insbesondere für Fälle, die frühzeitig erkannt werden. Darüber hinaus kann gesundheitsförderndes Verhalten, wie es in diesem Ratgeber ausführlich thematisiert wurde, die Entwicklung vieler Erkrankungen des Herz-Kreislauf-Systems verzögern oder optimalerweise ganz verhindern. Ein solches Verhalten mildert auch die mit den Erkrankungen verbundenen Beschwerden und verbessert die Heilungschancen. Im besten Fall trägt es dazu bei, nach der Akutphase der Erkrankung wieder richtig fit zu werden. Für alle in diesem Buch beschriebenen Erkrankungen ist festzuhalten, dass sich insbesondere eine gesunde Ernährung und regelmäßige körperliche Aktivität günstig auf die Wahrscheinlichkeit des Auftretens und im Fall einer Erkrankung auf deren Schwere auswirkt.

Sie werden sich vielleicht wundern, warum Bluthochdruck an dieser Stelle nicht ausführlich behandelt wird, betrifft der doch mehr als 20 Millionen Menschen in Deutschland. Und genau das ist der Grund, warum es für Bluthochdruck viel mehr Informationen geben muss, denn seine Auswirkungen auf Ihre Gesundheit sind zu immens. Immer wieder wieder wurde deshalb in diesem Buch darauf verwiesen. Aufgrund dieser außerordentlichen Bedeutung gibt es einen eigenen, umfassenden Ratgeber der Stiftung Warentest, auf den an dieser Stelle gern verwiesen wird. Wenn Sie bereits Bluthochdruck haben, lohnt es sich, auch hier einen Blick reinzuwerfen.

Wenn es dem Herz zu eng wird

Bei der koronaren Herzerkrankung liegt eine Erkrankung der Koronararterien genannten Herzkranzgefäße vor. Diese Gefäße umschließen das Herz von außen und sind für die Durchblutung des Herzmuskels und somit dessen Versorgung mit Nährstoffen und Sauerstoff verantwortlich. Durch komplexe krankhafte Prozesse der Wand der Blutgefäße, die sogenannte Atherosklerose, kommt es zu Entzündungsprozessen, der Einlagerung von Cholesterin, der Produktion von Bindegewebe und letztlich der Verkalkung von Teilen der Gefäßwand. Das kann dazu führen, dass sich der Innendurchmesser der Gefäße verringert. Diese Verengung der Gefäße wiederum kann je nach Ausmaß eine Verringerung des Blutflusses in dem betroffenen Gefäß verursachen, sodass der durch dieses Gefäß versorgte Teil des Herzmuskels minderdurchblutet wird. Zunächst treten derartige Zustände der Minderdurchblutung nur in Phasen auf, in denen der Herzmuskel aufgrund von Mehrarbeit einen erhöhten Bedarf an Sauerstoff und Nährstoffen hat, nämlich bei körperlicher (und seelischer) Anstrengung in Verbindung mit einer Erhöhung der Herzfrequenz. Bei ausgeprägten Verengungen kann es sein, dass bereits im Ruhezustand nicht mehr genug Blut durch die Engstelle fließen kann. Eine derartige Minderversorgung des Herzmuskels äußert sich dann häufig in Beschwerden wie Schmerzen oder Druckgefühl im Brustkorb, manchmal mit Ausstrahlung in Arme, Unterkiefer, Rücken oder Oberbauch. Klassischerweise treten diese Beschwerden zunächst in Abhängigkeit von körperlicher Belastung auf und lassen im Ruhezustand oder nach Einnahme bestimmter, die Herzkranzgefäße erweiternder Medikamente wieder nach. Auch Belastungsluftnot ist bei bestimmten Patienten ein Symptom, das auf eine derartige Herzkranzgefäßerkrankung hindeuten kann.

Koronare Herzerkrankungen lassen sich auf verschiedene Weise behandeln. Bei einer chronischen koronaren Herzerkrankung („Chronisches Koronarsyndrom") sind lebensstilmodifizierende Maßnahmen und eine Medikamententherapie von zentraler Bedeutung (siehe S. 144). Alle Aspekte eines gesundheitsförderlichen Verhaltens, die Sie in diesem Buch finden, helfen nicht nur, einer relevanten koronaren Herzerkrankung vorzubeugen oder ihr Auftreten zu verzögern, sondern sie sind auch bei bereits bestehender Erkrankung nachweislich in der Lage, ein Fortschreiten der Erkrankung zu verlangsamen. Medikamente helfen dort, wo es ohne sie nicht mehr geht, und können eine wesentliche Verbesserung der Behandlung bewirken. Das sind etwa blutverdünnende Medikamente, Medikamente zu Senkung des Cholesterinspiegels sowie weitere je nach individueller Situation sinnvolle Präparate. Außerdem können Engstellen der Herzkranzgefäße mittels einer Herzkatheteruntersuchung mit Aufdehnung und Einsetzen eines Stents (einer kleinen röhrenförmigen Gefäßstütze aus Metalldrahtgeflecht) oder durch eine Herzoperation (Bypassoperation) versorgt werden. Ob dies notwendig ist, hängt von verschiedenen Faktoren ab und muss für jeden Patienten im Einzelfall durch Experten sowie unter Berücksichtigung des Patientenwillens entschieden werden.

Der Herzinfarkt

Dramatisch wird es, wenn sich ein oder mehrere Herzkranzgefäße plötzlich komplett oder nahezu vollständig verschließen. Die daraus resultierende Minderversorgung des Herzmuskels mit Sauerstoff setzt in diesem Fall plötzlich („akut“) ein, was einem sogenannten Herzinfarkt gleichkommt. Hier setzen dann starke Schmerzen oder Druckgefühle im Brustkorb ein, zudem kann es zu akuter Luftnot, Herzrhythmusstörungen, Ohnmacht, starkem Schwitzen und Erbrechen kommen. Vor allem bei Frauen und älteren Menschen ist zu beachten, dass sich häufig keine klassischen Beschwerden finden, was die Diagnose erschwert. Anstelle des typischen Brustschmerzes können sie eher Atemnot, Übelkeit, Erbrechen, Rückenschmerzen, Schmerzen im Oberbauch oder allgemeine Schwäche verspüren. Diese atypischen Symptome können dazu führen, dass ein Herzinfarkt nicht sofort erkannt wird. Daher ist es ganz wichtig, dass Frauen und ältere Menschen über die möglichen atypischen Symptome eines Herzinfarkt informiert sind und im Zweifelsfall unbedingt ärztliche Hilfe durch den Notarzt (112) suchen. Das ist lebenswichtig: Eine frühe Diagnose und Behandlung ist entscheidend, um Komplikationen zu vermeiden und Leben zu retten.

(!) **SOFORT ZUM ARZT: Es handelt sich bei einem Herzinfarkt um ein akut lebensbedrohliches Krankheitsbild, das einer sofortigen ärztlichen Behandlung bedarf. Bei jedem Verdacht ist die Alarmierung des Rettungsdienstes (Tel. 112) und eine sofortige Vorstellung in einer Klinik unumgänglich.**

Gerade nach Herzinfarkten nimmt gesundheitsförderliches Verhalten einen zentralen Stellenwert in der weiteren Behandlung ein. So ist körperliche Aktivität wichtig für Rekonvaleszenz und die Rückkehr zu einem zufriedenstellenden Gesundheitszustand. Empfohlen wird, bereits kurz nach Auftreten eines Herzinfarktes mit einem Rehabilitationsprogramm zu starten. Einige Wochen nach dem Akutereignis sollte ein Belastungstest erfolgen, um eine optimale Risikoeinschätzung bezüglich des maximalen Aktivitätslevels vornehmen zu können. Gleiches gilt für Patienten mit chronischer koronarer Herzerkrankung. Finden sich keine Auffälligkeiten und bestehen keine zusätzlichen Risikofaktoren (beispielsweise eine deutlich eingeschränkte Herzpumpleistung), kann in aller Regel ohne Probleme an moderaten Freizeitsportaktivitäten teilgenommen werden, was nachweislich günstige Effekte auf den weiteren Krankheitsverlauf hat. In der Regel wird die Rehabilitation bereits im Krankenhaus eingeleitet. Der genaue Zeitpunkt für den Beginn hängt jedoch von der Schwere des Infarkts ab, dem allgemeinen Gesundheitszustand, möglichen Komplikationen und individuellen Empfehlungen der Ärzte.

Wenn das Herz zu schwach ist

Die chronische Herzschwäche (Herzinsuffizienz) bezeichnet einen Zustand, in der das Herz nicht mehr in der Lage ist, durch das von ihm gepumpte Blut den Bedarf des Körpers an Nährstoffen und Sauerstoff zu decken. Das kann in Situationen körperlicher Belastung vorkommen, in schweren Fällen ist es bereits in Ruhe der Fall. Ärzte unterscheiden die Herzschwäche bei herabgesetzter Pumpfunktion (HFrEF= heart failure with reduced ejection fraction) von der Herzschwäche bei erhaltener Pumpfunktion (HFpEF= heart failure with preserved ejection fraction). Bei der letztgenannten Form der Herzschwäche (HFpEF) ist die Herzkraft im Grunde „normal", es besteht aber eine schwerwiegende Störung der Dehnbarkeit des Herzens.

Für die betroffenen Patienten äußert sich dies vorwiegend in einer Einschränkung der körperlichen Leistungsfähigkeit sowie in Luftnot (bei Belastung oder in Ruhe). Hinzukommen können je nach Art der Herzinsuffizienz zusätzliche Beschwerden wie Wassereinlagerungen in den Beinen oder der Lunge, nächtlicher Husten oder auch Luftnot im Liegen. Außerdem kann eine Herzschwäche viele Folgeprobleme nach sich ziehen, etwa Herzrhythmusstörungen oder eine

HERZPROBLEME ERKENNEN

Die Symptome zeigen sich ganz unterschiedlich. Wenn Sie sich sorgen, fragen Sie immer zuerst Ihren Arzt.

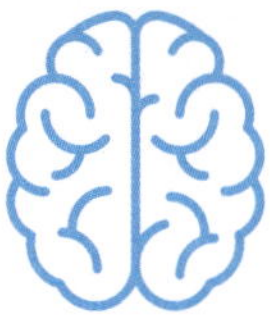

GEHIRN

Schwindel
Ohnmacht
Benommenheit
nachlassende Leistung

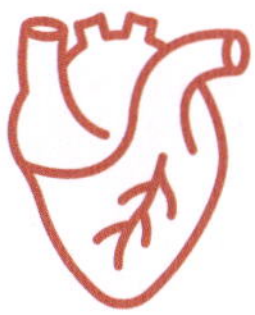

HERZ

Herzrasen
Rhythmusstörungen
drückender Schmerz
Schwächegefühl

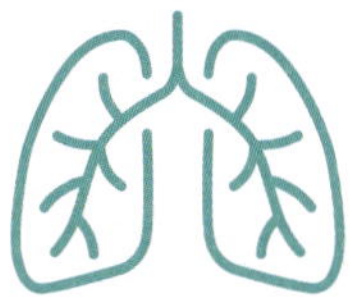

LUNGE

Atemnot
Kurzatmigkeit

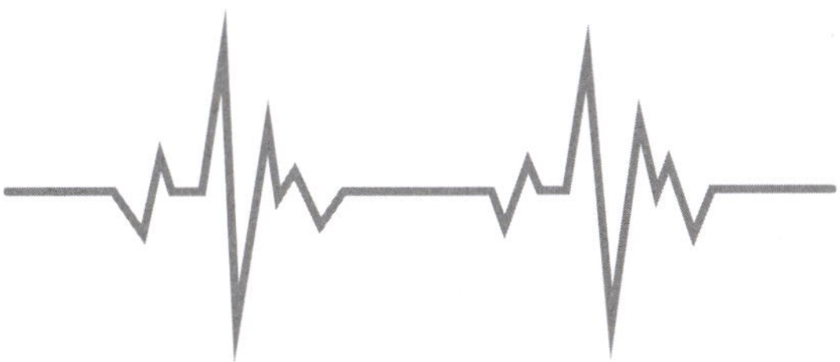

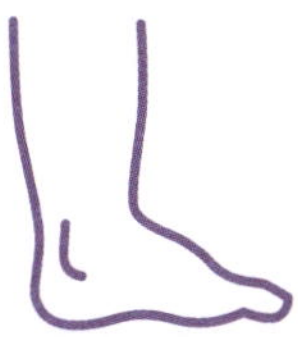

EXTREMITÄTEN

Wassereinlagerungen
Ödeme

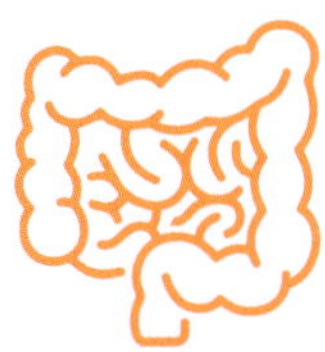

MAGEN-DARM

Übelkeit
Erbrechen
Verstopfung
Sodbrennen

Minderversorgung anderer innerer Organe mit Blut, was nicht zuletzt eine Verschlechterung der Funktion von Nieren oder Leber zur Folge haben kann. In der Behandlung der chronischen Herzinsuffizienz ist es zunächst wichtig, das der Erkrankung zugrunde liegende Problem zu erkennen und so gut wie möglich zu behandeln. Darüber hinaus gibt es für die unterschiedlichen Herzinsuffizienzformen bestimmte Gruppen von Medikamenten, für die ein eindeutiger Behandlungsvorteil in wissenschaftlichen Studien gezeigt werden konnte. Gerade in den letzten fünf bis zehn Jahren wurden hier große Fortschritte erzielt. Manche Patienten profitieren zudem von speziellen Eingriffen. Dazu gehören die Implantation bestimmter elektrischer Geräte wie etwa implantierbarer Defibrillatoren oder Eingriffe an undichten Herzklappen als Folge oder Ursache der Herzschwäche. Genau wie bei der koronaren Herzerkrankung gilt auch für die Behandlung der Herzinsuffizienz: Änderungen an Ihrem Lebensstil sind für Vorsorge und Behandlung zentral! Vor allem körperliche Aktivität bringt einen Zugewinn an Lebensqualität, macht Krankenhausbehandlungen seltener notwendig und sorgt nachweislich für einen Überlebensvorteil innerhalb verschiedener Patientengruppen.

Herzklappenfehler

Die Herzklappen können in ihrer Funktion durch unterschiedliche Mechanismen gestört werden, wobei sie entweder verengt sind oder undicht werden. Dies kann bereits angeboren, aber auch durch chronische Alterungsprozesse, Entzündungen oder andere Ursachen bedingt sein. Die unterschiedlichen Herzklappen sind, abhängig von ihrer Position, aufgrund der sich voneinander unterscheidenden Belastung im Blutkreislauf unterschiedlich häufig von bestimmten Problemen betroffen. Insgesamt handelt es sich überwiegend um Erkrankungen des höheren Lebensalters, wobei die Verengung der sogenannten Aortenklappe sowie die Undichtigkeit der sogenannten Mitralklappe (siehe S. 19) die beiden häufigsten Herzklappenerkrankungen des erwachsenen Menschen sind.

Zunächst häufig unbemerkt, werden derartige „Herzklappenfehler" durch ein Herzgeräusch bei der körperlichen Untersuchung oder einer Ultraschalluntersuchung des Herzens festgestellt. Man unterscheidet zwischen Schweregrade, deren Einteilung sich vor allem an den im Ultraschall erhobenen Befunden orientiert. In frühen Stadien sind in vielen Fällen lediglich regelmäßige Verlaufsuntersuchungen und die optimale Behandlung von Risikofaktoren notwendig. Bei schwergradigen Herzklappenerkrankungen kann ein Eingriff zu ihrer Behandlung notwendig sein. Das gilt vor allem beim Auftreten von Beschwerden, die sich je nach Art der Herzklappenerkrankung unterscheiden: Häufig tritt Luftnot bei Belastung auf, manchmal auch Wassereinlagerungen, kurze Bewusstlosigkeit oder Schmerzen im Brustkorb. Die Möglichkeiten zur Behandlung unterscheiden sich dabei in Abhängigkeit von der betroffenen Herzklappe, wobei grundsätzlich katheterbasierte Eingriffe von chirurgischen Operationen zu unterscheiden sind. Gerade bei älteren Personen, bei denen zudem einige Nebenerkrankungen vorliegen und das Operationsrisiko erhöht ist, haben sich in den letzten Jahren katheterbasierte Herzklappeneingriffe etabliert. Bei jüngeren Patienten oder in bestimmten anderen Situationen (Notwendigkeit einer zusätzlichen Operation) hat die Herzchirurgie aber weiterhin einen festen Platz in der Behandlung von Herzklappenerkrankungen.

Vorhofflimmern

Vorhofflimmern ist die häufigste anhaltende Herzrhythmusstörung des erwachsenen Menschen, allein in Deutschland gibt es schätzungsweise deutlich mehr als eine Million betroffene Personen. Das Herz gerät hierbei „aus dem Takt", schlägt unrhythmisch und meist schneller als üblich. Ursächlich ist eine Störung der elektrischen Erregung des Herzens (siehe S. 16). Im Normalfall sendet der herzeigene Taktgeber in regelmäßigen Abständen elektrische Signale aus, die dann in geordneter Form von Herzmuskelzelle zu Herzmuskelzelle weitergeleitet werden und zu deren Erregung führen. Der erregte Herzmuskel zieht sich zusammen und das Herz pumpt Blut in den Kreislauf. Beim Vorhofflimmern kommt es nun nicht zu einer derart geordneten Erregung der Herzvorhöfe. Vielmehr sind zeitgleich unterschiedliche Teile der beiden Herzvorhöfe elektrisch erregt, es entsteht „elektrisches Chaos". Durch die unstete Übertragung dieser ungeordneten elektrischen Signale auf die beiden Herzhauptkammern kommt es zu einer unregelmäßigen und meist erhöhten Herzfrequenz, was auch die Auswurf- oder Pumpleistung der Herzhauptkammern beeinträchtigen kann. Die Beschwerden können vielgestaltig sein und reichen von als unangenehm empfundenem Herzrasen über Herzstolpern, Luftnot, Schmerzen im Brustkorb (bei Belastung oder in Ruhe) bis hin zu Schwindel, innerer Unruhe oder allgemeiner Leistungsschwäche. Manche Patienten bemerken das Vorhofflimmern auch gar nicht oder registrieren lediglich einen stetigen Leistungsabfall, ohne dass die Herzrhythmusstörung im Sinne eines unrhythmischen Herzschlages verspürt wird.

ÜBER LÄNGERE ZEIT: Die Diagnose erfolgt über die Aufzeichnung im Elektrokardiogramm (EKG). Da es gerade zu Beginn der Erkrankung nicht selten ist, dass die Herzrhythmusstörung nur zeitweise und mit variabler Dauer auftritt, kann ein Langzeit-EKG sinnvoll sein, um Phasen mit Vorhofflimmern aufzeichnen zu können. Alternativ bietet sich die Möglichkeit, selbst ein EKG mittels einer „Smartwatch" oder ähnlicher Geräte aufzuzeichnen und den Befund im Anschluss dem Arzt vorzulegen.

Die Behandlung des Vorhofflimmerns setzt auf drei sich gegenseitig ergänzende Schwerpunkte. Da das Risiko, im Verlauf einen Schlaganfall (also eine Minderdurchblutung des Gehirns mit entsprechenden Folgen) zu erleiden, erhöht ist, sollte bei jedem Patienten das persönliche Schlaganfallrisiko bestimmt werden. Dieses hängt neben Alter und Geschlecht von verschiedenen Risikofaktoren für Herz-Kreislauf-Erkrankungen ab (etwa Bluthochdruck und Diabetes). Das in diesem Ratgeber vorgestellte Programm zum gesundheitsfördernden Verhalten kann auch in der Behandlung des Vorhofflimmerns die genannten Risikofaktoren nachhaltig positiv beeinflussen.

Wird ein erhöhtes Schlaganfallrisiko festgestellt, sollte eine dauerhafte blutverdünnende Behandlung mit Medikamenten erfolgen. Studien belegten dabei mehrfach, dass bei entsprechender Risikobeurteilung die Gefahr von bedrohlichen Blutungen (beispielsweise Gehirnblutungen) deutlich geringer ist, als der Vorteil durch die Verringerung des Schlaganfallrisikos. Ein zweiter Schwerpunkt liegt auf einer ausreichend guten Kontrolle der durch das Vorhofflimmern hervorgerufenen Beschwerden. Die Wahl der individuellen Therapie richtet sich nach Ausmaß der Beschwerden, Patientenwunsch, Herzvorerkrankungen und sonstigen Nebenerkrankungen. Sollte ein Wiedererlangen des „normalen" Herzrhythmus langfristig geplant sein, ist auch hier eine Katheter-basierte Behandlung (Fachbegriffe: „Katheterverödung" oder „Ablation") in vielen Fällen möglich und meistens effektiver als medikamentöse Behandlungsversuche.

Wenn die Psyche dem Herz schadet

Stress, Depressionen oder Angsterkrankungen – Herz und Gehirn müssen zusammen betrachtet werden.

Was haben psychische Erkrankungen wie Depression und Angststörungen oder gar die posttraumatische Belastungsstörung (PTBS) mit dem Herzen zu tun? Auf den ersten Blick nicht viel. Tatsächlich aber ist der Zusammenhang nicht minder groß als bei den gesellschaftlich anerkannten Belastungsfaktoren wie Stress oder Burn-out.

Ein Forscherteam hatte gezeigt, dass es während der Fußballspiele der deutschen Nationalmannschaft bei der WM 2006 zu mehr als zweieinhalbmal so vielen Herzinfarkten kam. Erklärung: Tritt akuter mentaler Stress auf, kommt es durch eine Erhöhung von Stresshormonen im Blut zu einer Einwanderung von entzündungsfördernden Immunzellen in verschiedene Organe wie Herz, Lunge und Haut. Auch können artherosklerotische Plaques, etwa in den Herzkranzgefäßen, aufreißen und einen Herzinfarkt auslösen.
Auch ein gebrochenes Herz ist nicht nur Bestandteil von Liebesfilmen, sondern existiert tatsächlich. Das Broken-Heart-Syndrom, fachlich Takotsubo-Kardiomyopathie genannt, sorgt dafür, dass sowohl bei negativen als auch bei positiven emotionalen Auslösern eine plötzliche Ballonierung der Spitze der linken Hauptkammer eintritt, mit der sehr häufig eine zum Teil schwerwiegende Einschränkung der Pumpleistung einhergeht. Die genauen Mechanismen sind noch nicht bis ins Letzte geklärt, offensichtlich aber ist, dass Hirn und Herz über komplexe neuronale Verschaltungen und Feedback-Mechanismen eng miteinander verbunden sind. Diese Verknüpfung, auch Hirn-Herz-Achse genannt, sind eine bedeutsame Verbindung der physischen und psychischen Gesundheit.

Sowohl unser Hirn als auch unser Immunsystem sind bei der Geburt noch nicht komplett ausgebildet, sondern reifen stetig unter dem Einfluss der individuellen genetischen Veranlagung, aber auch entsprechend den sozialen und Umwelteinflüssen („nature & nurture"). So können über die engen Interaktionen zwischen Hirn und Immunsystem Traumata in der Kindheit die Hirnentwicklung beeinflussen und zu chronischen Entzündungsreaktionen führen. Im Laufe des Lebens gesellen sich dann die klassischen Risikofaktoren für die Entstehung von Herz-Kreislauf-Erkrankungen hinzu. Das sind allen voran Bluthochdruck, Diabetes mellitus, Nikotinkonsum, Übergewicht, Fettstoffwechselstörung, mangelnde Bewegung und entzündungsfördernde Ernährung, aber eben auch psychische Faktoren und Erkrankungen wie Depression, Angststörung, PTBS und Stress.

Gefahr durch Depressionen

In einer großen Kohortenstudie zeigte sich, dass eine Depression das Risiko, an einer Herz-Kreislauf-Erkrankung zu versterben, mindestens so sehr erhöht wie Fettleibigkeit oder eine Hypercholesterinämie. Depressionen können zu einer Vielzahl von Veränderungen im Körper führen, einschließlich Entzündungen, hormoneller Dysregulation, Veränderungen im autonomen Nervensystem, die das Herz-Kreislauf-System beeinflussen können. Außerdem haben Menschen mit Depression oft eine höhere Wahrscheinlichkeit, ungesunde Verhaltensweisen zu entwickeln (zum Beispiel ungesunde, einseitige Ernährung, Rauchen, Bewegungsmangel). Auch Menschen mit einer PTBS haben insgesamt ein deutlich höheres Risiko, an einer Herz-Kreislauf-Erkrankung zu erkranken und umgekehrt erleiden etwa zehn Prozent der Herzinfarktpatienten anschließend eine PTBS.

RISIKOFAKTOR PSYCHE: Verschiedene psychische Erkrankungen wie Depression und Angststörung, aber auch das Syndrom der vitalen Erschöpfung (Müdigkeit und starke Antriebsstörung) gehen mit einem etwa eineinhalbfach erhöhten Risiko für das Auftreten von Herz-Kreislauf-Erkrankungen einher. Das betrifft neben der koronaren Herzkrankheit und dem Herzinfarkt auch Herzrhythmusstörungen wie Vorhofflimmern.

Depressionen und ausgeprägte Angst können auch Auslöser sein und einen ungünstigen Einfluss auf verschiedene Krankheitsverläufe haben. Dies bedeutet, dass Menschen mit psychischen Belastungsfaktoren besonders gefährdet für Herzerkrankungen sind. Darüber hinaus gibt es einen Teufelskreis, wenn etwa im Falle einer Angststörung Ängste auftreten, die bezogen auf den Anlass in ihrem Ausmaß unverhältnismäßig sind. Diese können ein plötzlich auftretendes Vorhofflimmern auslösen, was wiederum zu einer Steigerung der Angstgefühle führt. Was können Sie tun, um Herz und Psyche zu entlasten? Alle Organsysteme interagieren permanent miteinander. Für eine effektive Behandlung sollte an wesentlichen Punkten angesetzt werden. Vor allem geht es um die Aufrechterhaltung oder Etablierung eines gesunden Lebensstils. Dieser umfasst vor allem regelmäßige körperliche Aktivität, ausgewogene Ernährung, Schlafqualität, aber auch ein gutes Stressmanagement. Aber Sie sollten auch den Nutzen einer Psychotherapie nicht außer Acht lassen.

Ein ganzheitlicher Ansatz

Die Zusammenhänge von Herz und Psyche und die Bedeutung einer „Mind & Body-Medizin" sind nicht zu unterschätzen. An dieser Stelle sei eine Studie („SWITCHD") erwähnt, bei der Frauen nach einem akuten kardialen Ereignis an einem multimodalen Programm (20 Sitzungen) mit Fokus auf einer Verbesserung des individuellen Stressmanagements mit Patientenedukation, Entspannungs- und psychotherapeutischen Techniken teilnahmen. Es zeigte sich durch die Intervention eine Verbesserung des Überlebens von 7 auf 20 Prozent nach sieben Jahren. Ein solches multimodales Programm ist prinzipiell für jeden Patienten etwas. Wenn allerdings beispielsweise eine Depression oder Angststörung hinzukommen, bedarf es weiterführender psychotherapeutischer Maßnahmen.

Psychische Erkrankungen wie Depression, Angststörung und PTBS müssen in jedem Fall behandelt werden. Ob sie allein oder als Komorbidität (also begleitend zu einer anderen Erkrankung) auftreten, spielt dabei keine Rolle. Je nach Schweregrad bedarf es manchmal auch einer medikamentösen Therapie. In den meisten Fällen eignen sich vor allem psychotherapeutische Verfahren: angefangen bei der Verhaltenstherapie, die sich insbesondere für konkretere Problematiken eignet, über die systemische Therapie bis hin zur tiefenpsychologisch fundierten und analytischen Psychotherapie. Wichtig ist, dass auch Ärzte für das Erkennen psychischer Belastungsfaktoren der Patienten sensibilisiert sind und eine erste Einschätzung geben können. Über die letzten Jahre hat sich daher das Gebiet der Psychokardiologie etabliert.

Für das Herz wichtige Medizin

Um die Einnahme von Medikamenten kommt man bei Herzerkrankungen oft nicht herum.

Wenn Sie einen Herzinfarkt hatten oder bei Ihnen eine andere Herzerkrankung wie Herzrhythmusstörungen oder Bluthochdruck diagnostiziert wurde, wurden Ihnen wahrscheinlich neben einer Änderung des Lebensstils auch Medikamente verschrieben. Es gibt viele Arten von Medikamenten, die auf unterschiedliche Weise zur Behandlung von Herzkrankheiten beitragen. Sie werden eingesetzt zur Behandlung von Herzerkrankungen, von Symptomen und zur Verringerung des Risikos zukünftiger Herz- und Gefäßereignisse wie Herzinfarkt, Herzinsuffizienz, Herzrhythmusstörungen und Schlaganfall. Unter anderem durch die konsequente medikamentöse Behandlung von Herzerkrankungen konnte in den letzten 20 Jahren die Sterblichkeit bei vielen kardiovaskulären Erkrankungen dramatisch gesenkt werden. Ein gutes Beispiel ist die schwere Herzmuskelschwäche. Vor 20 Jahren lag die Sterblichkeit der Betroffenen noch bei über 10 Prozent, teilweise über 20 Prozent pro Jahr – höher als bei vielen Krebserkrankungen. Heute liegt die Sterblichkeit bei weniger als 5 Prozent – eine herausragende Verbesserung durch die Entwicklung und den leitliniengerechten Einsatz wirksamer Medikamente. Wichtig ist, das die Medikamente nur wirklich helfen, wenn sie regelmäßig und in den optimalen Dosierungen eingenommen werden.

Herzkrankheiten sind nicht alle gleich, also werden sie auch nicht gleich behandelt. Welche Art von Medikamenten Sie als Herzpatient erhalten, hängt von Ihrer Diagnose, Ihren anderen Erkrankungen sowie von Ihrem Alter und Ihrem Lebensstil ab. Bei der Behandlung von Bluthochdruck etwa sprechen manche Menschen gut auf ein bestimmtes Medikament an, auf ein anderes jedoch nicht. Daher kann es einige Zeit dauern, bis das richtige Medikament und die richtige Dosis gefunden sind, um den Blutdruck wirksam und mit möglichst wenigen Nebenwirkungen zu senken. Wie schnell eine medikamentöse Behandlung begonnen wird, hängt von Ihrer individuellen Herzerkrankung ab. In einigen Fällen sollte eine schnelle medikamentöse Behandlung eingeleitet werden, beispielsweise nach der Diagnose eines Herzinfarkts sofort mit einer Plättchentherapie begonnen werden. Aber manchmal, etwa bei kleinen Patientengruppen, kann eine medikamentöse Behandlung des Bluthochdrucks erst Wochen nach der Diagnose beginnen. In dieser Phase sollte dann zunächst eine Änderung des Lebensstils im Vordergrund stehen. Die medikamentöse Behandlung bei Herzkrankheiten basiert hauptsächlich auf den verschiedenen Arzneimittelgruppen.

SO TESTET DIE STIFTUNG WARENTEST: Basis der Bewertung von Arzneimitteln und Medizinprodukten ist die veröffentlichte wissenschaftliche Literatur. Anhand der allgemein anerkannten Standardliteratur sowie methodisch hochwertiger aktueller Veröffentlichungen werden Dosierungsempfehlungen, unerwünschte Wirkungen, Vorsichtsmaßnahmen bei der Anwendung sowie die Eignung der einzelnen Produkte oder Produktgruppen für den jeweils zugelassenen Anwendungsbereich bewertet. Gleichzeitig werden auf Basis der verfügbaren Daten vergleichende Aussagen für die Wirkstoffe herausgearbeitet, die für einen Anwendungsbereich infrage kommen. Damit die Bewertung aktuell bleibt, fließen ständig neue Ergebnisse geeigneter klinischer Studien in die Bewertung mit ein, soweit diese nach Prüfung durch ein Expertengremium in anerkannten medizinischen Zeitschriften veröffentlicht wurden. Mehr dazu erfahren Sie unter www.test.de mit dem Stichwort „Medikamente im Test".

Wirkstoffe bei Herzerkrankungen

Antikoagulanzien werden oft als Blutverdünner bezeichnet, aber sie verdünnen Ihr Blut nicht wirklich, sondern verhindern die Bildung von Blutgerinnseln. Orale Antikoagulanzien wirken auf die sogenannten Gerinnungsfaktoren. Das sind Proteine im Blut, die der Körper bei Bedarf aktivieren kann, damit die Blutplättchen zusammenkleben und Gerinnsel bilden. Die Medikamente werden hauptsächlich bei Patienten mit künstlichen Herzklappen, nach einer Lungenembolie oder tiefen Venenthrombose sowie zur Schlaganfallprävention bei Patienten mit Vorhofflimmern eingesetzt. Wie bei allen Arzneimitteln besteht auch bei der Einnahme von Antikoagulanzien das Risiko von Nebenwirkungen. Die wichtigste Nebenwirkung ist, dass Sie zu leicht bluten können, was zu einer Reihe von Problemen führen kann: Blut im Urin, blutiger oder schwarzer Stuhlgang, Nasenbluten, Zahnfleischbluten, Erbrechen von Blut, starke Regelblutungen bei Frauen. Schwere Blutungen sind zwar selten, stellen aber eine ernste Komplikation dar und müssen schnell im Krankenhaus behandelt werden. Bei den meisten Patienten, bei denen eine Antikoagulanzientherapie angezeigt ist, überwiegen die Vorteile der Einnahme von Antikoagulanzien das Risiko übermäßiger Blutungen. Bei einer Minderheit von Patienten ist jedoch aufgrund eines hohen Blutungsrisikos ein Absetzen der Antikoagulationstherapie möglich.

Plättchenhemmer werden auch als Thrombozyten-Funktionshemmer oder Thrombozyten-Aggregationshemmer bezeichnet. Ihr Arzt kann Ihnen einen Plättchenhemmer verschreiben, um einen zukünftigen Herzinfarkt zu verhindern, wenn Sie bereits einen erlitten haben oder wenn sich in Ihrer Schlagader Plaque gebildet hat. Der bekannteste Plättchenhemmer ist Aspirin, dessen kardiovaskuläre Vorteile erstmals in den 1960er-Jahren entdeckt wurden. Ärzte können auch Patienten, denen ein Stent in die Herzkranzgefäße oder die Beine implantiert wurde, sowie Patienten, die bereits einen Schlaganfall oder einen Herzklappenersatz erlitten haben, die tägliche Einnahme von Aspirin verschreiben. Plättchenhemmer helfen wie Antikoagulanzien, Blutgerinnseln vorzubeugen, aber sie wirken auf andere Weise. Nach einem Herzinfarkt und einem Stenting-Eingriff wird den Patienten empfohlen, einen zusätzlichen Thrombozytenaggregationshemmer einzunehmen, um Blutgerinnsel zu verhindern. Dieses zweite gerinnungshemmende Medikament wird über einen bestimmten Zeitraum eingenommen, den Ihr Arzt für Sie festlegt. In den meisten Fällen ist die zusätzliche Einnahme nicht lebenslang. Plättchenhemmer erhöhen das Risiko von Magenblutungen, insbesondere wenn sie zusammen mit entzündungshemmenden Schmerzmitteln wie Ibuprofen oder Naproxen in hoher Dosierung eingenommen werden. Weitere häufige Nebenwirkungen der Thrombozytenaggregationshemmer sind: aspirinverursachtes Asthma, längere oder stärkere Blutungen bei Menstruation, Blutergüsse, Nasenbluten, Magenverstimmung.

Antiarrhythmika werden zur Behandlung von Herzrhythmusstörungen (Arrhythmien) angewendet. Sie können die Symptome lindern und dazu beitragen, lebensbedrohliche Komplikationen zu vermeiden. Diese Medikamente helfen, die elektrische Aktivität des Herzens so zu regulieren, dass das Herz normal schlägt. Einige Medikamente dieser Gruppe sind jedoch nur für die akute oder zeitlich begrenzte Behandlung von Herzrhythmusstörungen geeignet und können bei langfristiger Einnahme zu schweren Komplikationen führen. Antiarrhythmika können allein oder in Kombination mit Verfahren wie einer Ablation oder Geräten wie Herzschrittmachern und/oder Herz-Defibrillatoren zur Behandlung der wichtigsten Herzrhythmusstörungen eingesetzt werden. Antiarrhythmika werden in der Regel zur Behandlung von Herzrhythmusstörungen wie Extrasystolen, supraventrikulären Herzrhythmusstörungen wie Vorhofflimmern und Vorhofflattern sowie zur Vermeidung von ventrikulären Herzrhythmusstörungen oder Kammerflimmern verabreicht. Es gibt mehrere Klassen von Antiarrhythmika, die nach einem Klassifizierungssystem eingeteilt werden: Jede Klasse wirkt auf unterschiedliche Weise, je nach Art der Arrhythmie und ihrer Ursache. Da Nebenwirkungen bei der Einnahme von Antiarrhythmika häufig auftreten, ist es wichtig, dass Sie auf Veränderungen achten und diese mit Ihrem Arzt besprechen. Oft sind die Nebenwirkungen zu Beginn der Behandlung stärker ausgeprägt, können aber mit der Zeit abnehmen. Zu den häufigen Nebenwirkungen von Antiarrhythmika gehören: schädliche Auswirkungen auf Organe wie Leber, Nieren, Schilddrüse oder Lunge, Müdigkeit, Krankheitsgefühl, Kurzatmigkeit, Hautveränderungen oder Symptome wie Schwindel, die in Zusammenhang mit der Senkung der Herzfrequenz stehen. Zu den möglichen Nebenwirkungen gehören außerdem die Empfindlichkeit gegenüber Sonnenlicht sowie Hautveränderungen. Lungenschäden und Schilddrüsenfunktionsstörungen sind bei Patienten, die Amiodaron einnehmen, häufig. Sonnenschutz ist wichtig, wenn Sie dieses Medikament einnehmen.

Kalziumkanalblocker: Kalzium wird für die Bewegung aller Muskeln benötigt, auch für das Herz. Kalziumkanalblocker blockieren den Eintritt von Kalzium in die Muskeln Ihrer Blutgefäße und Ihres Herzens. Dadurch verringert sich die Stärke der Muskelkontraktionen und Ihr Herz kann leichter Blut pumpen. Das heißt, Kalziumkanalblocker verringern die Arbeitsbelastung des Herzens, indem sie die Versorgung mit Blut und Sauerstoff erhöhen. Diese Medikamente entspannen die Muskeln Ihrer Blutgefäße, was zu einem besseren

DER FALL BLUTHOCHDRUCK

Viele Herz-Kreislauf-Erkrankungen werden durch einen erhöhten Blutdruck verursacht und verstärkt. Das können Sie ändern!

Alles, was Sie in diesem Buch darüber erfahren haben, was Ihr Herz bei seiner Arbeit unterstützt und schützen kann, trifft auch in besonderem Maße zu, wenn Ihr Blutdruck erhöht ist. Da ein gut eingestellter Blutdruck immens wichtig ist, zeigen wir Ihnen hier, wie Sie ihn im Blick behalten können und, wenn Medikamente nötig sind, welche am dafür geeignet sind.

Die geeigneten Geräte

Die Stiftung Warentest testet regelmäßig elektronische Blutdruckmessgeräte für zu Hause. Besonders wichtig im Test: die Messgenauigkeit. Der letzte Test (09/2022) zeigte, dass ein höherer Preis nicht unbedingt ein Qualitätsmerkmal sein muss. Auch teure Geräte können falsche Werte anzeigen und günstigere können gut sein. Informieren Sie sich auf www.test.de über aktuelle test-Urteile.

Richtig messen

Die meisten Geräte lassen sich einfach bedienen, die Gebrauchsanleitungen sind verständlich und Sie sollten zuvor auch gründlich lesen. Setzen Sie sich zum Messen fünf Minuten ruhig hin, entspannen Sie sich. Achten Sie auf den korrekten Sitz und Umfang der Manschette sowie auf die richtige Position des Armes, an dem gemessen wird. Während der Messung sollten Sie sich nicht bewegen, reden oder essen. Messen Sie regelmäßig Ihre Werte und sammeln Sie diese in einem Blutdruckpass oder nutzen Sie digitale „Tagebücher". Nehmen Sie den Blutdruckpass mit zu Ihrem nächsten Besuch beim Hausarzt.

GEEIGNETE MEDIKAMENTE (AUSWAHL)

Die Arzneimittelexperten der Stiftung Warentest bewerten diese Blutdrucksenker als geeignet. Ärzte berücksichtigen bei der Auswahl Begleiterkrankungen und verordnen zusätzlich andere Wirkstoffe oder oft mehrere Wirkstoffe in Kombination (Stand 2022).

WIRKSTOFFGRUPPE*	BEWERTUNG
ACE-HEMMER Benazepril, Captopril, Cilazapril, Enalapril, Fosinopril, Lisinopril, Perindopril, Quinapril, Ramipril, Trandolapril	**Geeignet** bei hohem Blutdruck.
SARTANE Candesartan, Eprosartan, Irbesartan, Losartan, Telmisartan, Valsartan	**Geeignet** bei hohem Blutdruck, wenn ACE-Hemmer z. B. wegen chronischem Reizhusten nicht vertragen werden.
KALZIUMANTAGONISTEN Amlodipin, Nitrendipin, Diltiazem, Felodipin, Isradipin, Lercanidipin, Manidipin, Nifedipin, Verapamil	Für Amlodipin, Nitrendipin: **Geeignet** bei hohem Bluthochdruck. Für alle anderen Wirkstoffe: **Geeignet** bei hohem Blutdruck in Kombination mit anderen Wirkstoffen (z. B. Diuretika, ACE-Hemmer).
DIURETIKA Chlortalidon, Hydrochlorothiazid, Indapamid, Furosemid, Piretanid, Torasemid, Xipamid	Für Chlortalidon, Hydrochlorothiazid: **Geeignet** bei hohem Blutdruck. Für Furosemid, Piretanid, Torasemid: **Geeignet** bei hohem Blutdruck, wenn die Nierenfunktion eingeschränkt ist. Für Xipamid: **Geeignet** bei hohem Blutdruck, auch bei deutlich eingeschränkter Nierenfunktion.
BETABLOCKER Atenolol, Bisoprolol, Metoprolol, Carvedilol	Für Atenolol: **Geeignet** bei hohem Blutdruck, wenn zusätzlich eine koronare Herzkrankheit vorliegt. Für Metoprolol, Bisoprolol, Carvedilol: **Geeignet** bei hohem Blutdruck, wenn zusätzlich eine koronare Herzkrankheit oder auch – in Kombination mit anderen Mitteln – wenn eine Herzschwäche vorliegt.

* Die einzelnen Wirkstoffe sind nicht gefettet.

Blutfluss durch Ihren Körper führt und Ihren Blutdruck senkt. Ihr Arzt kann einen Kalziumkanalblocker verschreiben, wenn Sie unter Bluthochdruck, Brustschmerzen oder einer Herzrhythmusstörung leiden. Die Nebenwirkungen von Kalziumkanalblockern hängen vom jeweiligen Wirkstoff ab. Bei Personen, die Dihydropyridin-Kalziumkanalblocker einnehmen, können Kopfschmerzen, Hautrötungen, Übelkeit, Zahnfleischwucherungen oder Schwellungen der Extremitäten (periphere Ödeme) auftreten. Nondihydropyridin-Kalziumkanalblocker können gelegentlich eine zu starke Verlangsamung der Herzfrequenz verursachen. Andere Nebenwirkungen können Kopfschmerzen und Übelkeit bei Diltiazem oder Verstopfung bei Verapamil sein.

Betablocker blockieren einige der Wirkungen des sympathischen Nervensystems, das die Herzfrequenz erhöht und den Blutdruck bei Stress und/oder Aktivität ansteigen lässt. Betablocker sind eine breite Kategorie von Medikamenten, die zur Behandlung verschiedener Probleme bei Herzerkrankungen eingesetzt werden. Sie minimieren die Auswirkungen schädlicher Substanzen, die infolge einer Herzinsuffizienz entstehen. Einige können auch dazu beitragen, die Fähigkeit des Herzens, Blut zu pumpen, zu verbessern. Eine Bluthochdrucktherapie mit Betablockern wird insbesondere bei Patienten mit einem vorherigen Herzinfarkt oder einer Herzinsuffizienz empfohlen. Andere können zur Behandlung von Angina Pectoris und Herzrhythmusstörungen eingesetzt werden. Einige Beispiele für Betablocker sind Metoprolol, Bisoprolol und Propranolol. Einige Betablocker haben eine kombinierte Wirkung, indem sie sowohl die Beta- als auch die Alpha-Rezeptoren blockieren (siehe nächster Abschnitt). Dazu gehören Labetalol und Carvedilol. Bei erstmaliger Einnahme von Betablockern fühlen sich die Betroffenen manchmal müde. Das ist lediglich so, weil sich der Körper an das Medikament gewöhnt. Danach können die Medikamente wirklich helfen. Betablocker können die Symptome von Asthma, anderen Lungenerkrankungen oder Erkrankungen der Blutgefäße außerhalb des Herzens (z. B. periphere Gefäßerkrankungen) verschlimmern. Daher werden sie üblicherweise nicht für Menschen mit solchen Erkrankungen verschrieben. Darüber hinaus können Betablocker bei Diabetikern, die mit Insulin behandelt werden, die Symptome einer Unterzuckerung (Hypoglykämie) verschleiern. Sie führen manchmal auch zu Müdigkeit, Schlaflosigkeit, seltsamen Träumen, verminderter Leistungsfähigkeit, verlangsamtem Herzschlag, Hautausschlag und kalten Händen und Füßen, da die Durchblutung der Gliedmaßen verringert wird.

ACE-Hemmer und Sartane (Angiotensin-II-Rezeptorblocker (ARBs) werden oft in einer Gruppe zusammengefasst, da sie auf ähnliche Weise wirken. ACE-Hemmer blockieren das Enzym, das Angiotensin II produziert, welches zur Entspannung und Erweiterung der Blutgefäße beiträgt. Dadurch kann Ihr Herz leichter Blut pumpen, was zur Senkung Ihres Blutdrucks führen kann. ARBs wirken, indem sie die Rezeptoren in Ihrem Körper blockieren, die auf Angiotensin II reagieren. Wie ACE-Hemmer können ARBs die Pumpleistung Ihres Herzens erleichtern und Ihren Blutdruck senken. Sowohl ACE-Hemmer als auch ARBs sind wirksam bei der Vermeidung von Komplikationen aufgrund von Bluthochdruck. Beide Wirkstoffe werden insbesondere bei Patienten mit Herzinsuffizienz häufig eingesetzt. Ihr Arzt kann sie auch verschreiben, wenn Sie einen Herzinfarkt gehabt haben. Diese Medikamente können Ihrem Herzmuskel helfen, sich vom Sauerstoffmangel während des Infarkts zu erholen. Zwei Beispiele für ACE-Hemmer sind Ramipril und Enalapril. Zwei Beispiele für ARBs sind Candesartan und Valsartan. Bei manchen Menschen verursachen ACE-Hemmer einen anhaltenden trockenen Husten, der jedoch reversibel ist, wenn das Medikament abgesetzt wird. Zu den weniger häufigen Nebenwirkungen gehören Mundtrockenheit, Übelkeit, Hautausschlag, Muskelschmerzen, gelegentlich auch Nierenfunktionsstörungen und erhöhter Kaliumspiegel im Blut. Eine potenziell schwerwiegende Komplikation von ACE-Hemmern ist das Angioödem, das bei weniger als einem Prozent der Patienten auftritt. Es kann sich innerhalb von Minuten bis Stunden nach der Einnahme des Medikaments entwickeln, bisweilen dauert es aber auch bis einige Monate. Unter einem Angioödem versteht man Gewebebereiche mit Schwellungen der Lippen, der Zunge und des Rachens, die die Atmung behindern können. Diese Symptome sind ein medizinischer Notfall und der ACE-Hemmer sollte danach abgesetzt werden. Der Hauptunterschied zwischen ARBs und ACE-Hemmern besteht darin, dass ARBs keinen Husten auslösen. Manche Menschen, die ARBs einnehmen, leiden unter Kopfschmerzen, Übelkeit, Mundtrockenheit, Bauchschmerzen oder anderen Nebenwirkungen. Angioödeme treten bei ARBs seltener auf als bei ACE-Hemmern.

Diuretika sind eine Art von Medikamenten, die zur Behandlung von Wasseransammlungen (Ödemen) bei Patienten mit Herzschwäche sowie Bluthochdruck verabreicht werden können. Diuretika werden manchmal auch als „Wassertabletten" bezeichnet, weil sie im Allgemeinen zu einer vermehrten Urinausscheidung führen. Diuretika senken den Blutdruck hauptsächlich dadurch, dass sie die Nieren veranlassen, mehr Natrium und Wasser auszuscheiden, wodurch sich das Flüssigkeitsvolumen im Körper verringert und die Blutgefäße erweitert werden. In der Regel filtern Ihre Nieren Ihr Blut und entfernen überschüssiges Salz und Wasser, das Ihr Körper dann über den Urin ausscheidet. Diuretika helfen Ihren Nieren, mehr Salz und Wasser als gewöhnlich auszuscheiden, wodurch sich die Flüssigkeitsmenge in Ihrem Blut verringert. Wenn sich weniger Flüssigkeit in Ihren Blutgefäßen befindet, kann Ihr Herz leichter Blut pumpen, was zur Senkung Ihres Blutdrucks führen kann. Es gibt drei Arten von Diuretika: Thiazide, Schleifendiuretika und kaliumsparende Diuretika. Im Allgemeinen werden zur Behandlung von Bluthochdruck meist Thiazide verwendet. Welche Art von Diuretikum für Sie am besten geeignet ist, wird Ihr Arzt anhand Ihrer individuellen Bedürfnisse und Ihrer Anamnese entscheiden. Nebenwirkungen sind bei niedrigen Dosen von Diuretika ungewöhnlich. Schwäche, Muskelkrämpfe und andere Symptome können als Folge des verminderten Natrium-, Kalium- und Wasserspiegels auftreten. Andere Symptome können reversible Erektionsschwierigkeiten und Gichtanfälle sein.

Cholesterinsenkende Medikamente: Ein hoher Cholesterinspiegel im Blut kann zur Bildung von Plaque führen. Dies verursacht unter Umständen verengte oder blockierte Blutgefäße, die einen Herzinfarkt, Schlaganfall oder andere ernsthafte Probleme auslösen können. Cholesterinmedikamente helfen, den LDL-Spiegel (das „schlechte" Cholesterin) zu senken und den HDL-Spiegel (das „gute" Cholesterin) zu erhöhen. Sie können auch den Triglyceridspiegel senken, eine andere Art von normalem Fett im Blut, das bei einem erhöhten Wert das Risiko für Atherosklerose erhöhen kann. Einige Cholesterinmedikamente verringern nachweislich das Risiko, an einer Herzerkrankung zu sterben. Statine sind die am häufigsten verschriebenen Cholesterinsenker. Eine der häufigsten Nebenwirkungen von Statinen sind Muskelschmerzen. Wenn während der Einnahme von Statinen Muskelbeschwerden oder andere Symptome auftreten, sollten Patienten mit ihrem Arzt sprechen. Magen-Darm-Beschwerden, erhöhte Leberenzyme und ein erhöhter Blutzuckerspiegel sind weitere seltene Nebenwirkungen von Statinen.

Nitrate können die Blutgefäße dilatieren, sodass das Blut leichter durchfließen kann. Diese Mittel werden zur Behandlung von Bluthochdruck oder Angina Pectoris (chronischen Herzschmerzen) eingesetzt. Beispiele für Nitrate sind: Nitroglyzerin (Nitrostat, Nitro-Dur), Isosorbid-Dinitrat (Isordil), Isosorbidmononitrat (Monoket).Vasodilatatoren wie Nitrate können zu einem Blutdruckabfall führen, der bei Ihnen Ohnmachtsanfälle oder Schwindel auslösen kann. Kopfschmerzen sind eine weitere häufige Nebenwirkung von lang wirkenden gefäßerweiternden Mitteln wie Nitraten, ebenso Gesichtsrötung, Herzklopfen und verstopfte Nase. Trotz der möglichen Nebenwirkungen sind Nitrate in vielen Fällen ein wichtiger Bestandteil der medikamentösen Therapie von Bluthochdruck und Angina Pectoris. Es ist jedoch wichtig, dass Sie Ihren Arzt über eventuelle unerwünschte Reaktionen informieren, damit er die Dosierung oder das Medikament gegebenenfalls anpassen kann.

Nebenwirkungen beachten

Obwohl Herzmedikamente im Allgemeinen gut vertragen werden, können sie Nebenwirkungen verursachen. Diese hängen von dem jeweiligen Medikament, der Dosis und anderen Faktoren ab. Wenn Sie unangenehme Nebenwirkungen verspüren, wenden Sie sich bitte an Ihren Arzt, da es Möglichkeiten gibt, diese Probleme zu lösen. Stoppen Sie die Medikamenteneinnahme nicht auf eigene Faust. Das Weglassen von Herzmedikamenten kann lebensbedrohlich sein. Es ist wichtig zu beachten, dass nicht alle Nebenwirkungen vermieden oder vollständig kontrolliert werden können. Jeder Mensch reagiert unterschiedlich auf Medikamente und manchmal sind Nebenwirkungen unvermeidlich. Wenn Sie schwerwiegende oder unerträgliche Nebenwirkungen haben, suchen Sie sofort ärztliche Hilfe auf. Ihr Arzt wird in der Lage sein, die Situation zu bewerten und geeignete Maßnahmen zu ergreifen, um Ihre Gesundheit zu schützen.

EINE SACHE DES BLUTDRUCKS: Einige Nebenwirkungen resultieren aus der Senkung des Blutdrucks, in der Regel, wenn die Blutdrucksenkung abrupt erfolgte, und können daher durch jedes Bluthochdruckmedikament verursacht werden. Dazu gehören Schwindel, Schläfrigkeit, Benommenheit oder Müdigkeit. Sie klingen in der Regel nach einigen Wochen ab, wenn sich der Körper an den niedrigeren Blutdruck gewöhnt hat.

REGELN FÜR DIE EINNAHME

Regeln bei der Einnahme von Herzmedikamenten sind sehr wichtig, um deren Wirksamkeit und Sicherheit zu gewährleisten.

- Befolgen Sie die Anweisungen des Arztes oder Apothekers und lesen Sie das Etikett und die Packungsbeilage sorgfältig durch. Befolgen Sie die Anweisung zur Dosierung, Häufigkeit und Dauer der Einnahme des Medikaments. Wenn Sie Fragen haben, klären Sie diese bitte mit Ihrem Arzt oder Apotheker.

- Stellen Sie sicher, dass sie die richtige Menge des Medikaments einnehmen, wie es Ihr Arzt verordnet hat. Verändern Sie bitte die Dosis nicht eigenmächtig, es sei denn, Ihr Arzt hat dies ausdrücklich angegeben.

- Einige Medikamente müssen zu bestimmten Tageszeiten eingenommen werden, um optimale Ergebnisse zu erzielen. Befolgen Sie daher die Anweisungen zur Einnahmezeit und achten Sie auf Anweisungen bezüglich der Einnahme mit oder ohne Nahrung.

- Informieren Sie Ihren Arzt über alle anderen Medikamente, Nahrungsergänzungsmittel oder Kräuterpräparate, die Sie einnehmen, um potenzielle Wechselwirkungen zu vermeiden. Vermeiden Sie den Konsum von Alkohol, wenn er mit Ihrem Medikament nicht verträglich ist.

- Bewahren Sie Ihre Medikamente an einem kühlen, trockenen Ort auf, der vor Sonnenlicht und Feuchtigkeit geschützt ist. Überprüfen Sie das Verfallsdatum regelmäßig und entsorgen Sie abgelaufene Medikamente gemäß den örtlichen Vorschriften.

- Einige Medikamente erfordern eine spezielle Verabreichungsmethode, wie zum Beispiel das Schlucken von Tabletten mit Wasser oder das Auftragen einer Salbe auf der Haut. Befolgen Sie die Anweisung zur korrekten Verabreichung des Medikaments.

- Wenn Sie unerwünschte Nebenwirkungen bemerken, informieren Sie umgehend Ihren Arzt. Verändern Sie nicht eigenmächtig die Dosierung oder setzen Sie das Medikament eigenmächtig ab. Ihr Arzt bespricht mit Ihnen eine eventuell nötige Anpassung der Dosierung.

- Es ist wirklich wichtig, mit Ihrem Arzt über die spezifischen Regeln für die Einnahme ihrer individuellen Medikamente zu sprechen, da sich die Anforderungen je nach Medikament und individueller Situation unterscheiden können.

Einige wichtige Hinweise

Es ist immer wichtig, dass Sie die Namen und Dosierungen Ihrer Herzmedikamente kennen. Versuchen Sie, eine Liste der Medikamente mit sich zu führen, damit alle Ärzte genau wissen, was Sie einnehmen. Das kann wichtig sein, damit die Ärzte mögliche Wechselwirkungen mit anderen nötigen Medikamenten im Blick haben. Herzmedikamente müssen planmäßig eingenommen werden, jeden Tag zur gleichen Zeit. Die Medikamente sollten nicht abgesetzt oder verändert werden, ohne dass Sie vorher mit Ihrem Arzt gesprochen haben. Sie sollten Ihren Arzt immer fragen, was zu tun ist, wenn eine Dosis vergessen wurde. Wenn Sie Ihre Medikamente aufgebraucht haben, sollten Sie niemals Medikamente einnehmen oder „ausleihen", die jemand anderem verschrieben wurden. Medikamente werden oft in verschiedenen Kombinationen verabreicht und sind auf den einzelnen Patienten zugeschnitten. Jede Person kann unterschiedliche Kombinationen und Dosen dieser Medikamente haben, die unter Umständen im Laufe der Zeit erhöht oder verringert werden müssen.

Und noch ein Thema zum Schluss: Viele Patienten würden lieber Arzneimittel aus der Natur nehmen, verbinden sie damit doch vermeintlich weniger Nebenwirkungen. Das ist vor allem bei Mitteln gegen Bluthochdruck der Fall. Doch bislang ist von keinem rein pflanzlichen Präparat, ob Mistel, Weißdorn oder Knoblauch, ausreichend nachgewiesen worden, dass es gegen Bluthochdruck oder dessen Folgen hilft. Das betrifft andere Herzerkrankungen ebenso. Auch sind pflanzliche Mittel nicht frei von Nebenwirkungen. Das ist ein Trugschluss, denn alles, was eine Wirkung hat, hat auch eine Nebenwirkung. Für die schulmedizinischen Standardmedikamente jedoch liegen viele umfassende und gute Studien vor und Ihre Ärzte können diese sehr gut für Ihre Bedürfnisse dosiert einsetzen. Das heißt nicht, dass sich hier in den nächsten Jahren nichts verändert. Das wird es. Die weltweite Forschung gerade bei Herzmedikamenten ist sehr intensiv und es wird an noch schonenderen, effizienteren Mitteln gearbeitet. Ihr Arzt informiert sich hier regelmäßig und auch Sie haben das Recht regelmäßig nachzufragen. Die Behandlung Ihres Herzens sollte immer eine Zusammenarbeit auf Augenhöhe sein.

BLEIBEN SIE DRAN!

Sie wissen jetzt was zu tun ist.
Nun müssen Sie nur noch Ihre Vorhaben
in die Tat umsetzen– Ihrem Herz zuliebe.
Es lohnt sich!

Nehmen Sie die Herausforderung an

Loslegen und neue Dinge ausprobieren ist meist gar nicht so schwer, wenn die Entscheidung erst einmal gefallen ist.

Wenn Sie auf diesen Seiten angelangt sind, haben Sie den Großteil dieses Ratgebers aufmerksam gelesen. Vielleicht gab es einige Aha-Momente für Sie und Sie haben Dinge über Ihr Herz erfahren, die Sie noch nicht wussten. Sie verstehen nun wie Ihre Herzgesundheit durch Sie beeinflussbar ist. Vielleicht konnten Sie sich für das eine oder andere Neue begeistern, stellen sich aber dennoch die Frage: Wie mache ich nun weiter und kann das Gelernte aktiv und erfolgreich in die Tat umsetzen?

Der Anfang mag erst einmal leicht erscheinen, doch dann geht's auf die Langstrecke, weitermachen ist angesagt und hier wird es bisweilen schwierig. Doch für Sie und Ihr Herz lohnt es sich, dranzubleiben und die einmal angestoßenen Veränderungen dauerhaft in den Alltag zu integrieren. Das Zauberwort zum Durchhalten heißt Selbstmotivation. Selbstmotivation ist bei der Änderung von Lebensgewohnheiten enorm wichtig, denn sie ist auch der Schlüssel für Erfolg in Ihrem Alltag. Wenn Sie motiviert durchs Leben gehen, offen sind und neue Dinge ausprobieren, Ihre Gesundheit verbessern wollen und das dann selbst in die Hand nehmen, werden Sie mit einem reichen Zugewinn an Energie, Lebensfreude und Zufriedenheit belohnt. Klingt einfach, ist es aber nicht immer. Leider ist es so, dass Rituale und eingefahrene Lebensweisen furchtbar bequem sind. Sie machen den Alltag kalkulierbar und meistens kommen Sie ja auch einwandfrei zurecht und das spart Kräfte. So war es bei den Steinzeitmenschen und ist heute noch tief verwurzelt in unserer DNA.

Sie kennen das sicher: Es ist ein regnerischer Tag und da es draußen ungemütlich und nass ist, ist es einfach viel bequemer, zu Hause auf dem Sofa am Fernseher sitzen zu bleiben, statt eine Runde durch den Park zu schlendern. Auch eine Tiefkühlpizza ist viel schneller zubereitet als ein gesundes Gericht, das Sie erst mit frischen Zutaten zeitaufwendig kochen müssten. Aber Sie haben ja nicht ohne Grund diesen Ratgeber gekauft. Denn Sie wissen es eigentlich gut: Für beide Beispiele gilt, dass Sie von der unbequemen Variante profitieren und sich viel besser fühlen würden. Aber nicht nur der Alltag, auch der innere Schweinehund macht uns oftmals einen Strich durch die Rechnung. Also ist als Erstes wichtig, dass Sie Ihren Antrieb, Ihre Selbstmotivation finden und in Gang setzen.

Zwei Arten der Motivation

Wo kommt sie her, Ihre Motivation? Warum entschließen Sie sich, Dinge anzugehen, obwohl es dazu einer gewissen Überwindung bedarf und Sie schon vor dem Anfangen die Hindernisse auf dem Weg sehen können? Prinzipiell unterscheidet man zwei Arten von Motivation: die intrinsische und die extrinsische. Und beide Arten der Motivation können Sie für sich nutzen.

1 **INTRINSISCH** bedeutet, dass Sie sich selbst klarmachen, dass Ihr Vorhaben zu einem gesünderen und besseren Leben und dadurch zu mehr Zufriedenheit beiträgt. Hier ist es von Vorteil, möglichst viele „Warums" zu finden, denn je überzeugter Sie von der Sinnhaftigkeit Ihres Tuns sind, desto leichter wird es Ihnen auch fallen, dranzubleiben und durchzuhalten. (Natürlich hoffe ich, dass Sie in diesem Ratgeber vieles über Ihr Herz erfahren haben, das Ihnen bewusst macht, warum Sie Veränderungen angehen wollen.)

2 **VON EINER EXTRINSISCHEN MOTIVATION** spricht man, wenn Sie sich selbst eine Belohnung versprechen, also ein äußeres Ziel definieren, das nur erreicht wird, wenn Sie Ihr Herz-Stärkungsprogramm durchziehen. Das kann zum Beispiel ein Friseurbesuch sein oder ein Abendessen in einem schönen Restaurant.

Es geht aber vor allem darum, wie Sie Ihre intrinsische Motivation hervorlocken und stärken. Jedem Menschen fällt es manchmal schwer, sich selbst zu motivieren. Sie werden das kennen: Sie schieben Dinge auf oder ziehen andere vor, die Ihnen im jeweiligen Moment einfacher zu erledigen scheinen. Vielleicht haben Sie schon von dem Wort Prokrastination gehört? Deshalb: Finden Sie heraus, was Sie besonders motiviert! Und zwar nur Sie. Was ist Ihr ganz spezieller und persönlicher Antrieb? Sicher, ein gesundes Herz. Aber was unterstützt Ihre Motivation für Ihr Herzprogramm zusätzlich? Fühlen Sie sich auch befreit und energiegeladen, wenn Sie Sport machen? Finden Sie sich gut, wenn Sie Ihr Wohlfühlgewicht haben, waren Sie tiefenentspannt nach einer Meditation oder hatten Sie viel Spaß an der Zubereitung eines gesunden Essens mit Ihrem Partner? Jeder hat bestimmte Dinge, die ihn motivieren, also finden Sie heraus, was Ihre intrinsische Motivation sein kann. Haben Sie sich das erst einmal wirklich bewusst gemacht, werden Sie auch erfolgreicher Ihre Ziele umsetzen können. Das, was Sie am meisten motiviert, das ist ein guter Anfang, um Lebensstiländerungen auch langfristig umzusetzen.

Visualisieren Sie ihr Ziel

Lehnen Sie sich zurück und schließen die Augen und visualisieren Sie mit allem, was nötig ist, den Moment, in dem Sie Ihr gesetztes Ziel erreichen und stellen Sie sich möglichst konkret vor, wie sich das dann anfühlt. Malen Sie das in allen erdenklichem Farben in Ihren Gedanken aus und fühlen Sie die Freude und den Stolz, dass Sie am Ziel sind. Zu Beginn ist diese Aufgabe nicht leicht. Aber auch hier macht Übung den Meister. Noch intensiver wird diese Visualisierung, wenn Sie zusätzlich sogar noch Hindernisse visualisieren.

Zur Visualisierung gibt es eine sehr effektive Methode. Die Psychologieprofessorin Gabriele Oettingen hat sie die „WOOP-Methode" getauft. Das Besondere an der WOOP-Methode ist, dass hier die Funktionsweise unseres Gehirns ideal genutzt wird, weil sie verschiedene kognitive Prozesse anspricht und miteinander verknüpft, die sowohl für die Zielverfolgung als auch für die Zielerreichung relevant sind. Zum einen wird unser Belohnungssystem angeregt, während das Visualisieren den visuellen Kortex aktiviert und die Motivation verstärkt. Zum anderen werden Areale im Gehirn in Aktion versetzt, die für die Bewertung von Risiken, die Entscheidungsfindung und die Problemlösung wichtig sind. Auch bei der Erstellung eines Plans werden bestimmte Bereiche so angeregt, das sich die Wahrscheinlichkeit erhöht, tatsächlich in die Umsetzung zu kommen und die Ziele auch zu erreichen. Diese Methode ist vielleicht auch etwas für Sie?

Die WOOP-Methode ist zwar keine Wunderwaffe, aber sehr effektiv, wenn man sie regelmäßig anwendet und wiederholt. Auch hier bewirkt vor allem die Regelmäßigkeit die spürbare Veränderung. Mit der Zeit wird es auch immer leichter sein, etwas zu visualisieren und die „Wenn-dann-Sätze" zu formulieren.

Wie positive Gefühle Ihnen helfen

Laut aktuellem WHO-Gesundheitsreport leben Europäer immer gesünder und damit auch länger. Die höchste Lebenserwartung haben die Schweizer, dicht gefolgt von den Luxemburgern. Man vermutet als Grund dafür, warum Deutschland in diesem Ranking nicht so weit vorne zu finden ist, tatsächlich den Alkoholkonsum. Trotz ausgeprägter Sorge um die eigene Gesundheit fällt es doch schwer, auf auf das gesellige Gläschen Bier oder Wein zu verzichten. Dann kommt häufig hinzu, dass man sich zwar vornimmt gesund zu leben, es aber oftmals an Zeit oder eben Motivation mangelt. Man nennt das „Intentions-Verhaltens-Lücke". Der Wille ist da, aber oft reicht der nicht aus, um die guten Vorsätze dann tatsächlich auch umzusetzen (siehe S. 166). Doch auch hier gibt es einen einfachen Tipp, der bei Ihnen ansetzt: Verbinden Sie die Umsetzung Ihres Vorhabens immer mit positiven Gefühlen.

WITHOUT EMOTION NO MOTION: Ein Motto, das wirkt. Es bedeutet, dass alles, was Sie durchsetzen und erreichen möchten, mit einem positiven Gefühl verknüpft sein sollte. Diese Verknüpfung ist eine Grundvoraussetzung für langfristigen Erfolg. Bei stetiger Wiederholung prägt sich das Ganze in unserem Gehirn ein.

Gerade was Ihr Herz angeht, sollte Ihnen das nicht schwer fallen, denn was kann mit positiveren Gefühlen verbunden sein als das Ziel, lange ein gesundes und leistungsfähiges Herz zu behalten? Auf diese Weise wird Ihr neuer Lebensstil ganz schnell zu Ihrer täglichen Routine. Allerdings ist es tückisch, denn unserem Gehirn ist das momentane Glück immer wichtiger als das Zukünftige. Die Präferenz für unmittelbares Glück gegenüber langfristigen Zielen ist ein Phänomen, das man als Zeitpräferenz bezeichnet. Neurologisch gesehen reagiert unser Gehirn auf unmittelbare Belohnungen stärker als

WOOP – DIE KRAFT DER VORSTELLUNG

Es ist faszinierend, was Sie erreichen können, wenn Sie es sich nur ganz genau vorstellen. Malen Sie es sich aus!

W

WISH (WUNSCH)

Entscheiden Sie sich für einen Wunsch, der Ihnen wichtig ist, den Sie zudem auch für erreichbar halten.

O

OUTCOME (ERGEBNIS)

Stellen Sie sich ganz konkret vor: Was passiert, wenn Ihr Wunsch wahr wird? Wie großartig wird sich das anfühlen?

O

OBSTACLE (HINDERNIS)

Welche Hindernisse könnten sich Ihnen in den Weg stellen? Überlegen Sie genau, wo Ihre typischen Blockaden liegen. Seien Sie möglichst ehrlich zu sich selbst.

P

PLAN (PLAN)

Was könnte helfen, das Hindernis zu beseitigen? Dabei ist es von Vorteil, in Wenn-dann-Sätzen zu denken. Notieren Sie diese Sätze auf einem Zettel. Es hilft auch, die Sätze laut auszusprechen, zu wiederholen und sich dabei im Spiegel zu betrachten.

auf verzögerte Belohnungen. Das Belohnungssystem im Gehirn liebt die sofortige Freisetzung von Dopamin, einem Neurotransmitter, der mit Vergnügen und Motivation verbunden ist. Verzögerte Belohnungen aktivieren hingegen eher den Bereich, der mit kognitiver Kontrolle und Planung in Verbindung steht. Darüber hinaus ist die Zukunft per definitionem unsicher, während das unmittelbare Glück greifbarer erscheint. Unser Gehirn bevorzugt daher die Gewissheit und sofortige Befriedigung gegenüber potenziell unsicheren langfristigen Zielen. Hier heißt es nun, ein Belohnungssystem der anderen Art zu üben. Wieso sollte Ihnen das gute Gefühl nicht ebenso guttun wie das Gläschen Feierabendbier?

Die Verfolgung langfristiger Ziele erfordert Selbstdisziplin und die Fähigkeit, kurzfristigen Verlockungen zu widerstehen. Aber Sie können die Fähigkeit, kurzfristiges Vergnügen zu überwinden und langfristige Ziele zu verfolgen, durch bewusste Entscheidungsstrategien und die Stärkung der Selbstdisziplin verbessern. Trauen Sie sich das ruhig zu!

Mit Disziplin und viel Leidenschaft

Wie zu Beginn des Ratgebers beschrieben, gibt es einen Punkt, an dem beispielsweise der tägliche Sport nicht mehr aus Ihrem Leben wegzudenken ist oder Sie nicht mehr ständig nach Zucker lechzen. Dieser Punkt ist wohl nach 66 Tagen erreicht. Das heißt also, Sie müssen sich (nur) 66 Tage lang überwinden, neue Gewohnheiten zu etablieren. Und das sind (nur) rund 3 Monate Ihres Lebens! So wird es jeden Tag leichter und schließlich sind diese neuen Gewohnheiten zu festen Routinen in Ihrem Alltag geworden. Ziel erreicht.

Kennen Sie vielleicht folgende Aussagen? „Es wäre leichter für mich, Sport zu machen, wenn mein Partner mitmachen würde." Oder „Mein Partner sollte gesünder kochen, damit mir das Abnehmen leichter fällt." Oder „Ich mache Sport, weil mir das mein Arzt geraten hat." Ganz bestimmt. Das sind kleine Ausreden, die wir vorbringen, wenn es mal wieder an der Umsetzung scheitert. Man hat das Gefühl, man sei auf andere angewiesen oder mache das sogar für andere, wie zum Beispiel den Hausarzt oder die Kardiologin. Hier liegt die beschriebene extrinsische Motivation vor, also eine, die von außen geprägt wird. Diese funktioniert leider nicht immer und verführt häufig auch dazu, wieder aufzuhören. Etwa, wenn man länger nicht beim Arzt war, der einen immer wieder darauf hinweist. Besser ist es, wenn Sie es schaffen, sich intrinsisch zu motivieren! Lassen Sie es uns an einer Übung konkretisieren.

MOTIVATION VON INNEN: Sagen Sie sich immer wieder „Ich gehe gern zum Sport, weil ich mich danach fitter und gesünder fühle" oder „Mir schmeckt gesundes Essen sehr und es purzeln zudem lästige Pfunde". Das hört sich doch sehr viel eindeutiger und überzeugender an, nicht wahr?

Haben Sie schon einmal von der Selbstwirksamkeitserwartung gehört? Vielleicht nicht. Aber ganz sicher vom Placebo-Effekt? In vielen Studien konnte nachgewiesen werden, dass Medikamente helfen, wenn Patienten an ihre Wirksamkeit glauben. Das können Sie sich tatsächlich auch bei Verhaltensänderungen zunutze machen. Je mehr Sie selbst daran glauben, dass Sie ihr Leben dauerhaft ändern werden, umso höher ist die Chance, dass dies tatsächlich gelingt. Hier ist es wichtig, genau über sein Ziel nachzudenken und das zu formulieren. Dabei kann die relativ bekannte SMART-Methode helfen: Stellen Sie sich vor, Sie haben sich entschieden, durch regelmäßiges Joggen Gewicht abzubauen und damit auch Ihrem Herzen etwas Gutes zu tun. Mit dieser konkreten Entscheidung haben Sie das „S" bereits abgearbeitet, denn Ihr Vorhaben ist „spezifisch" definiert. Als nächstes müssen Sie sich das „M" überlegen, nämlich eine „messbare" Strecke festlegen. Sagen wir, Sie entscheiden sich für drei Kilometer in der Woche, somit haben Sie also einen Wert als Orientierung. Das „A" ist einfach, es steht für „attraktiv" und was könnte attraktiver sein, als die Pfunde purzeln zu sehen, eine gesunde Kondition zu bekommen und gute Laune gleich dazu. Ihr Vorhaben, drei Kilometer in der Woche zu schaffen, ist dabei nicht nur messbar, sondern auch „R", nämlich „realistisch". Sie könnten sich ja auch 20 Kilometer vornehmen, das wäre auch messbar. Aber realistisch ist es für Menschen, die nicht seit Jahren im Lauftraining sind, eher nicht. Bleibt noch das „T". Es steht für „terminiert", Sie müssen sich also ein zeitliches Ziel setzen, bis zu dem Sie die drei Kilometer schaffen, ohne sich vielleicht quälen zu müssen. Halten Sie also beispielsweise fest: Bis zum Sonntag in vier Wochen habe ich die drei Kilometer locker genommen. Zugegeben, das hört sich sehr nach Management an. Aber warum das alles dennoch sinnvoll ist, sehen Sie, wenn Sie die Gegenprobe machen: Wie würde Ihr

Vorhaben ohne SMART aussehen? Im Grunde wäre es einfach nur: „Ab jetzt gehe ich häufiger joggen." Wie schätzen Sie hier die Erfolgaussichten ein?

WENN DAS WÖRTCHEN WENN NICHT WÄR': Auch Sprache trägt ihren Teil zum Erfolg oder Misserfolg bei. Vermeiden Sie Wörter wie „versuche", „probiere" oder „möchte". Damit halten sie sich ein Hintertürchen offen. Bleiben Sie stattdessen immer konkret: „Ich werde …". Damit nehmen Sie sich selbst in die Verantwortung und signalisieren Ihrem Gehirn die ganz konkrete Absicht, etwas zu tun.

Wo ein Wille ist, ist auch ein Weg

Menschen haben unterschiedliche Bedürfnisse und das ist gut so! Für manche ist es das Schönste, am Samstagabend in einem tollen Restaurant mit dem Partner essen zu gehen. Andere gehen gern ins Kino, wieder andere verbringen den Abend lieber ganz allein vor dem Fernseher. Wir sind so unterschiedlich wie unsere Bedürfnisse und haben unsere eigenen Sichtweisen. Jemand, der einen geselligen Abend vorzieht, den wird das Joggen allein nicht sonderlich motivieren. Aber in einer Sportgruppe oder in einem Kurs im Fitnessstudio wird er sich vielleicht wohler fühlen. Manche Menschen haben ein ausgeprägtes Leistungsmotiv, sie präferieren also Situationen, in denen sie andere von sich überzeugen können. Bei diesen Personen empfiehlt sich etwa eine Wettkampfsportart oder auch das Anbringen eines Tachos am Fahrrad. Und viele Menschen haben natürlich auch das Bedürfnis, Ihre Gesundheit zu erhalten oder zu verbessern.

Sie waren im Fitnessstudio und danach in der Sauna und fühlen sich ausgeglichen, fit, Sie spüren einen wohltuenden Muskelkater, der Ihnen anzeigt, dass Sie Power gegeben haben, und Ihre Gelenke und Muskeln sind entspannt. Es ist toll, was für sich getan zu haben. Sie sind voll motiviert, das in der nächsten Woche zu wiederholen. Bis die nächste Woche kommt und die Motivation schwindet. Hierbei handelt es sich aber gar nicht um Motivation im eigentlichem Sinne, sondern um fehlende Willenskraft (Volition). Unsere Willenskraft brauchen wir immer dann, wenn sich Hürden auftun

EIN PLAN MIT WILLENSKRAFT

Pläne schmieden ist nicht so Ihre Sache? Das MoVo-Konzept kann hier helfen.

Das MoVo-Konzept ist ein psychologisches Modell, das von den Psychologen Julius Kuhl und Gabriele Heckhausen entwickelt wurde. Es besteht aus den zwei Hauptkomponenten Motivation und Volition.

- Gesundheitsziel definieren: Welches Gesundheitsziel möchten Sie umsetzen? Das kann alles Mögliche sein: gesünder essen, regelmäßiges Joggen, mehr Meditation, den Blutdruck senken oder Alltagsstress minimieren.

- Kraftquellen: Welche eigenen Ressourcen haben Sie? Wie viel Willenskraft, Durchhaltevermögen oder Eigeninitiative? Wer kann Ihnen bei der Umsetzung helfen? Familie, Partner, Freunde, Kollegen?

- Motivation: Trauen Sie sich Ihr Ziel zu? Welche Vorteile bieten sich Ihnen bei einem gesünderen Lebensstil?

- Zielsetzung: Nachdem die Motivation entwickelt wurde, ist es wichtig, klare und spezifische Ziele zu setzen. Diese Ziele dienen als Leitlinien für das Verhalten und geben eine Richtung vor. Sie sollten herausfordernd, aber erreichbar sein, um die Motivation aufrechtzuerhalten.

- Vorsatz: Wie stark ist Ihre Motivation/Absicht tatsächlich, um Ihr Ziel zu erreichen? Wie genau wollen Sie vorgehen?

- Selbstkonkordanz: Haben Sie Ihr Ziel wirklich selbst bestimmt oder machen Sie dies nur, weil Ihr Arzt z.B. Sport verordnet hat?

- Plan: Jetzt hilft ein genauer Plan. Kommen Sie in die Umsetzung! Was können Sie tun? Wann? Wo? Allein oder mit Unterstützung?

- Willenskraft und Barrierenmanagement: Jetzt gilt es, dem inneren Schweinehund den Garaus zu machen und auch externe Störfaktoren zu erkennen und sich dadurch nicht vom Plan abbringen zu lassen. Hier kommt Ihre eigene Willenskraft ins Spiel! Es ist wichtig, flexibel zu sein und den Plan bei Bedarf anzupassen. Dies kann die Überprüfung und Modifikation von Zielen, Strategien oder Ressourcen beinhalten. Eine kontinuierliche Selbstreflexion ist entscheidend, um den Fortschritt zu überwachen, Erfolge zu feiern und aus Misserfolgen zu lernen. Es beinhaltet auch die Überprüfung der Motivation, um sicherzustellen, dass sie immer noch stark ist und das Verhalten unterstützt.

und wenn man 100 Sachen findet, die wichtiger sind als der Gang ins Fitnessstudio. Das können Dinge im Haushalt sein, die nach Erledigung rufen oder ein anstrengender Tag im Job. Es gibt also schon äußere Einflüsse, die unsere guten Vorsätze vereiteln, aber auch der innere Schweinehund meldet sich lautstark zu Wort.

Pläne machen hilft

Für viele Menschen eignet es sich, mit Plänen zu arbeiten, sich To-do-Listen zu schreiben und Erfolge etwa in einem Trainingstagebuch nachzulesen. Die Universität Freiburg konnte in einer Studie mit 240 Patienten beobachten, dass diese sportlich aktiver blieben, wenn sie sich einen kleinen Plan machten. Alle Patienten wurden nach ihrem Klinikaufenthalt angehalten, körperlich weiterhin aktiv zu bleiben. Die Patienten mit Plan waren zwölf Monate nach Klinikentlassung erfolgreicher und machten pro Woche 28 Minuten länger Sport als die Patienten, die sich keinen Plan gemacht hatten.

STEIGERN SIE IHRE MOTIVATION: Packen Sie etwa die Sporttasche gleich ins Auto und fahren Sie nach der Arbeit nicht nochmals nach Hause, um diese zu packen. Sie werden dann zu Hause viele gute Gründe finden, warum Sie lieber nicht zum Sport fahren sollten. Und der innere Schweinehund flüstert Ihnen zu, dass einmal nicht zum Sport gehen keinmal ist oder Sie gerade viel zu müde oder gestresst sind.

Negative Gedanken sind immer Futter für den inneren Schweinehund. In der Urzeit sorgte dieses Verhalten dafür, dass der Mensch mit seinen Ressourcen sparsam umging. Da wir uns aber nicht mehr mit dem Säbelzahntiger messen müssen, hat es heute nur noch die Funktion, Anstrengung und Angst zu vermeiden. Leider weiß man dabei nie, wann die Meinung des Schweinehunds gar nicht gefragt ist, und er muss daher oft gebändigt werden. Wenn Sie also diese Abbruchgedanken haben, bleiben Sie stark und fallen dem Unwillen ins Wort. Stopp! Heute habe ich mir Sport vorgenommen und werde es auch durchziehen. Dieser Gedankenstopp funktioniert bei einigen Menschen ganz ausgezeichnet.

Der Mensch ist ein Gewohnheitstier

Das muss erst einmal nichts Schlechtes sein! Zwar gilt es meist, die Motivation zu finden, um mit liebgewonnenen Gewohnheiten zu brechen, doch manchmal hilft es auch, sich die Macht der Gewohnheit zunutze zu machen. Machen Sie beispielsweise feste Sporttermine aus. Diese priorisieren Sie dann wie einen beruflichen oder einen anderen wichtigen, privaten Termin. Verabreden Sie sich mit anderen! Dann ist die Hemmschwelle abzusagen ebenfalls höher. Integrieren Sie Dinge fest in Ihren Tagesablauf. Starten Sie zum Beispiel mit einer morgendlichen, zehnminütigen Atem- oder Meditationsübung in den Tag. Am besten jeden Tag und immer zur gleichen Zeit. Auch das geht dann irgendwann in Routine über.

Die liebste Ausrede, sich nicht für die Gesundheit zu engagieren? „Ich hatte keine Zeit." Obwohl einem eigentlich klar sein müsste, dass man am Ende seines Lebens wesentlicher weniger Zeit übrig haben wird, wenn man die Gesundheit vernachlässigt, konnte in vielen Studien gezeigt werden, dass Patienten als häufigsten Grund für zu wenig Eigenfürsorge angaben, keine Zeit zu haben. Nun hat jeder von uns in einer Woche die gleichen sieben Tage oder eben 168 Stunden zur Verfügung. Und jeder von uns nimmt sich davon neben Familie und Arbeit auch Zeit für Freizeit. Die verbringen wir mit Lesen, einem Hobby, im Internet, am Handy und am Fernseher. Diese Hobbys sind uns wichtig und wir investieren Zeit. Wenn Sie also für Ihr neues Ziel keine Zeit aufwenden, ist das eine Frage der Priorisierung, denn wenn Ihnen eine Meditation oder Joggen wichtig wären, würden Sie auch Zeit dafür einräumen. Es geht also nie ums „Zeit haben", sondern immer um das „sich Zeit nehmen", und das passiert vor allem dann, wenn Ihre Motivation stimmt.

ZEIT FÜR EINE INVENTUR! Machen Sie vier Wochen nach Beginn der Maßnahmen eine Bestandsaufnahme, egal, ob es dabei um Sport oder vielleicht um eine Ernährungsumstellung geht. Prüfen Sie, was Sie gegebenenfalls verbessern können. Was ist positiv und gut gelaufen? Was brauchen Sie noch, um Ihre Ziele zu erreichen? Welches waren Ihre größten Erfolge? Blicken Sie unbedingt auch auf die positiven Ergebnisse, denn daraus beziehen Sie weitere Motivation.

Seien Sie stolz auf Ihre Erfolge!

Nichts motiviert so sehr wie das Erfolgserlebnis selbst. Deshalb baden Sie auch ruhig ein wenig in der Freude oder im Stolz, wenn Sie ein Ziel, einen Teilerfolg oder Ähnliches erfolgreich hinter sich gebracht haben. Hier gilt es, nicht nur den Erfolg sachlich festzustellen, sondern ihn wirklich zu feiern, zu genießen, zu fühlen. Ja, genau. Da sind sie wieder, die positiven Gefühle, die Sie bei der Zielerreichung unterstützen (siehe S. 160). Kosten Sie also jeden kleinen Minischritt zum Erfolg aus. Sie dürfen stolz auf sich sein. Sie dürfen dies übrigens auch nach außen tragen. Das tut Ihnen gut und in diesem Fall stinkt Eigenlob auch nicht. Mark Twain sagte: Gewohnheiten kann man nicht einfach aus dem Fenster werfen – man muss sie Stufe für Stufe treppab tragen. Also fangen Sie an und machen Sie weiter und das mit einer positiven Überzeugung.

Gönnen Sie sich eine Belohnung!

Regeln dürfen auch gebrochen werden. Richtig eingesetzt erhöht das den Motivationsfaktor um ein Vielfaches.

Wenn es um das Erreichen sportlicher Ziele geht, hilft Ihnen Ihr Gehirn bei der Umsetzung Ihrer Ziele. Ihre Großhirnrinde schüttet Dopamin aus und versetzt Sie so in eine positive, leistungsbereite Stimmung, die Sie sich dann auch zunutze machen können. Lange wurde angenommen, dass das Dopamin für die Freude verantwortlich ist, wenn wir eine Prüfung bestehen oder eines unserer Ziele erreicht haben. Nun fand man aber heraus, dass dafür wohl eher körpereigene Opioide, also Endorphine und andere Botenstoffe wie das Glücks- oder Kuschelhormon Oxytocin verantwortlich sind. Im Gehirn aller Säugetiere sorgt das Dopaminsystem dafür, dass Sie abwägen, ob es sich überhaupt lohnt, ein Ziel zu erreichen und ob es auch realistisch zu erreichen ist.

Aber natürlich unterliegt unsere Motivation auch Schwankungen. Ruft also Ihr Kumpel an und lädt zum Geburtstagsessen ein, während man gleichzeitig ein Sportevent hat, klärt unser Gehirn ab, was sich mehr lohnt. Das geht ganz automatisch. Wenn der Freund dann aber traurig darüber ist, dass Sie absagen, bekommt das Essen doch eher wieder einen höheren Stellenwert. Auch negative Erfahrungen und die Angst vor Gefahren können zur Motivation beitragen. Und weil unser Gehirn wirklich Unglaubliches vollbringen kann, gibt es auch ein Belohnungssystem, dass uns zu Erfolg antreibt und letztendlich am Leben erhält. Wenn wir ein neues Ziel erreichen wollen, prüft unser Gehirn zunächst, ob es also bereits positive Erfahrungen mit einem Glücksgefühl oder negative Erlebnisse dazu gibt. Das ist ein ganz automatischer Prozess, zu dem wir gar nicht wirklich etwas beitragen müssen. Entscheidet dann das Gehirn, dass es sich lohnt, nimmt es die Anstrengung in Kauf und setzt unser Belohnungssystem in Gang. Sie spüren Vorfreude (Dopamin) und den Drang, bis zum Ende auf das Ziel hinzuarbeiten. Denn dann gibt es Oxytocin und damit ein berauschendes Glücksgefühl. Für Ihr Durchhaltevermögen sorgt etwas Adrenalin. Und auch wenn der Rausch schnell wieder endet, so bleibt doch die Erinnerung an ein wundervoll intensives Glücksgefühl, die Sie für das nächste Mal motiviert.

Das mit dem Belohnungssystem macht unser Gehirn ganz allein, aber Sie können es mit Benefits anfüttern, denn eine größere Belohnung erhöht die Motivation. Wenn Sie also nicht nur den Wettkampf am Ende gewinnen, sondern auch Ihre Wunschfigur durch das Training bekommen, wird sich Ihr Gehirn das nächste Mal doppelt anstrengen, das Ziel zu erreichen.

Dass es einen positiven Zusammenhang zwischen körperlicher Aktivität und geistiger Leistungsfähigkeit gibt, ist lange belegt. Darüber hinaus weisen wissenschaftliche Untersuchungen darauf hin, dass auch ein intensives Sozialleben positive Spuren im Gehirn hinterlässt (siehe S. 7). Verbindet man beides miteinander, wäre anzunehmen, dass sich zum Beispiel Sport in der Gruppe oder ein gemeinsames, gesundes und liebevoll zubereitetes Essen im sozialen Kontext zusätzlich positiv auf die Leistungsfähigkeit des Gehirns auswirken. Grundsätzlich gilt: Je gesünder Sie leben, desto mehr graue Gehirnzellen bleiben Ihnen im Alter erhalten.

WENN DAS GELD LOCKT: In der Mayo Klinik in Cleveland fand man heraus, dass auch finanzielle Anreize motivieren. Besonders effektiv waren Strafzahlungen, etwa wenn man das Gewicht nicht in abgesprochener Zeit abbauen konnte. 62 Prozent der Patienten, die als Motivation Geld erhielten, blieben die kompletten 52 Wochen bei der Stange, ohne finanziellen Anreiz gelang das nur 26 Prozent. Finanziell motivierte Probanden nahmen im Schnitt vier Kilo ab, Patienten ohne finanzielle Motivation nur ein Kilo.

Bei Kindern ist es ganz normal, mit einem Belohnungssystem zu arbeiten, doch lassen sich daraus auch Dinge für uns Erwachsene ableiten. Was halten Sie zum Beispiel von der Idee, ein Einmachglas mit kleinen Zettelchen zu bestücken, die Belohnungen enthalten? Das können Sie selbst übernehmen oder jemand bereitet das für Sie vor. Wenn Sie ein Ziel oder eine Etappe erreicht haben, dürfen Sie ein Los ziehen und eine Belohnung einsacken. Wer es spielerisch mag, kann auch einen Wettbewerb im Freundeskreis etablieren. Wer kocht das beste gesunde Rezept? Jeden Freitag laden Sie einander ein und am Ende wird der Gewinner gekürt. Der wiederum wird dann von ihnen allen in ein schönes Restaurant eingeladen. Oder Sie veranstalten eine Abnehm-Challenge mit Ihrem Partner. Wer schafft es zuerst, zwei Kilo abzunehmen? Ihnen kommen jetzt bestimmt schon einige Ideen.

Cheat day – der Sinn des Regelbrechens

Sie haben das Buch fast bis zum Ende gelesen und können nun Ihre ganz persönliche und individuelle Reise zu einem gesünderen Lebensstil beginnen. Bleiben Sie dran, bleiben Sie motiviert und neugierig, gönnen Sie sich Pausen und notieren Sie Erfolge.

Nach all den Regeln und Empfehlungen habe ich zum Schluss noch eine gute Nachricht für Sie: Nirgends wartet die Strafe auf dem Fuß, wenn Sie mal den lieben Gott einen guten Mann sein lassen und Regeln brechen oder ein Ziel nicht sofort erreichen. Wie fast immer im Leben gilt auch hier: Der Weg ist das Ziel und auf diesem Weg dürfen Sie auch mal innehalten und eine Pause machen. Sich zu Zielen zu quälen, ist der Motivation nicht zuträglich und manchmal lohnt es sich, eine Pause zu machen und die gesteckten Ziele neu auszurichten. Das ist kein Versagen, sondern zeugt von Realitätssinn und wird Ihrer Motivation anschließend neuen Schwung geben, wenn Sie merken, dass es mit den neu eingestellten Zielen besser vorangeht. Der nächste größere Schritt kommt dann sogar ganz von allein, wenn Ihr Körper und Ihr Geist Ihnen signalisieren, dass sie bereit dazu sind.

Vergessen Sie also nicht: Sie müssen nicht in der nächsten Woche einen Marathon bestreiten. Fangen Sie einfach mit kleinen Veränderungen an und setzen Sie die Messlatte nicht zu hoch an. Es sind die kleinen Dinge im Leben, die den Erfolg bringen. Zu hoch gesteckte Ziele sind schlicht demotivierend. Letztlich gilt: In der Ruhe liegt die Kraft. 60 Prozent aller Hobbyläufer laufen zu schnell, überfordern und demotivieren sich damit auf mittlere Sicht. Schneller laufen führt nicht automatisch auch schneller zum Ziel.

Zum Schluss

Wer geht oder steht, hat ein geringeres Risiko für Herz-Kreislauf-Erkrankungen als jemand, der sitzt. Zwei Stunden täglich mehr Stehen oder Laufen hat deutliche Effekte. Ihr Motto könnte also lauten: Aufstehen für Ihre Herzgesundheit! Und vergessen Sie nicht die Liebe, denn auch sie hält das Herz länger fit. Küssen, Umarmungen, stabile Beziehungen, die Unterstützung des Partners – all das trägt dazu bei, dass es Ihrem Herzen gut geht. Ich wünsche Ihnen nicht nur Glück in der Liebe, sondern ganz generell alles Gute auf Ihrem weiteren Lebensweg und vor allem viel Gesundheit und ein starkes Herz. Nach der Lektüre dieses Ratgebers wissen Sie, dass Sie vieles davon selbst in der Hand haben. Also zögern Sie nicht, es auch anzupacken!

HILFE

Register

REGISTER

G

H

I, K

L

M

N

O, P

R

S

T

U, V

W, Z

Die Stiftung Warentest wurde 1964 auf Beschluss des Deutschen Bundestages gegründet, um dem Verbraucher durch vergleichende Tests von Waren und Dienstleistungen eine unabhängige und objektive Unterstützung zu bieten.

Der Autor: Prof. Dr. med. Gerhard Hindricks ist Leiter der Rhythmologie an der Charité in Berlin und einer der führenden Kardiologen Deutschlands. Seit Langem beschäftigt er sich mit der Entwicklung neuer Technologien im Bereich der Herz-Kreislauf-Medizin. Er ist weltweit gefragter Spezialist für Herzrhythmusstörungen, Autor von medizinischen Leitlinien und Vorsitzender verschiedener Fachorganisationen.

Stiftung Warentest
Lützowplatz 11–13
10785 Berlin
Telefon 0 30/26 31–0
Fax 0 30/26 31–25 25
www.test.de
email@stiftung-warentest.de

USt-IdNr.: DE136725570

Vorstand: Hubertus Primus
Weitere Mitglieder der Geschäftsleitung:
Dr. Holger Brackemann, Julia Bönisch, Daniel Gläser

Programmleitung: Niclas Dewitz

Autor: Prof. Dr. med. Gerhard Hindricks
Projektleitung: Veronika Schuster
Lektorat: Carsten Tergast, Leer
Fachliche Durchsicht: Prof. Dr. med. Philipp Sommer, Bad Oeynhausen

Fachliche Unterstützung: Kathrin Dorst, Matthias Lerche, Frank Lindemann, Dr. med. Anand Roy, Dr. med. Sebastian König, Dr. med. Alireza Shamloo, Dr. med. Julia Anna Lurz, Prof. Dr. med. Sandra Eifert
Mitarbeit Autor: Julia Fürstenhoff
Mitarbeit Lektorat: Merit Niemeitz
Korrektorat: Dr. Christian von Raumer, Berlin
Titelentwurf: Christian Königsmann
Layout: Christian Königsmann
Grafik, Satz: Anne-Katrin Körbi
Illustrationen: Christian Königsmann, Anne-Katrin Körbi
Bildnachweis: Foto Prof. Dr. Hindricks: Christian Hüller; Gettyimages 17, 29, 43, 59, 82, 112, 137
Produktion: Anne-Katrin Körbi
Verlagsherstellung: Rita Brosius (Ltg.), Romy Alig, Susanne Beeh
Litho: tiff.any, Berlin
Druck: Fromm + Rasch GmbH & Co. KG., Osnabrück

ISBN: 978-3-7471-0665-5

Wir haben für dieses Buch 100 % Recyclingpapier und mineralölfreie Druckfarben verwendet. Stiftung Warentest druckt ausschließlich in Deutschland, weil hier hohe Umweltstandards gelten und kurze Transportwege für geringe CO_2-Emissionen sorgen. Auch die Weiterverarbeitung erfolgt ausschließlich in Deutschland.